毒！生と死を惑乱

「薬毒同源」の人類史

船山信次
Funayama Shinji
日本薬科大学教授・薬学博士

さくら舎

はじめに
ヒト、毒と出会う

「毒」も「薬」も存在しません。存在するのは「生物活性物質」と呼ばれる化学物質です。「毒」も「薬」も、その作用を表現したことばなのです。

生物活性物質というのは、「ヒトをふくむ生命体に何らかの作用を有するもの」のこと。そして、その作用が死をもたらすような害のあるものであれば、そのとき「毒」と称されます。また病《やまい》を快復させ、元気になるような作用であれば「薬」です。

どなたもご存じのトリカブトを例にとりましょう。

トリカブト類のおもな生物活性物質（成分）は、アコニチンというアルカロイド（毒となるものも多い窒素《ちっそ》原子をふくむ有機化合物群の総称）で、炭素、水素、酸素、窒素が結びついた分子構造をしています。紫色の美しい花をつけるトリカブトには、この生物活性物質が存在しています。

そのトリカブトには、毒の作用と薬の作用があります。

アコニチンは、神経細胞のナトリウムイオンチャンネルの受容体《レセプター》と結合して、チャンネルを開放させます。その結果、大量のナトリウムイオンが細胞内に流入して、神経末端におけるアセチルコリンの放出が阻害《そがい》されます。神経伝達物質のアセチルコリンが到達しないので、興奮が伝わりません。

このプロセスをひとことでいえば、「トリカブトは神経毒として作用する」ということになります。症状は、口唇部《こうしんぶ》のしびれ、酩酊《めいてい》、不整脈、呼吸麻痺《まひ》などです。

日本には、ヤマトリカブトやオクトリカブトなどが自生《じせい》しています。若芽が食べられる山菜のモミジガサなどの若葉と似ているために、まちがえて摘《つ》んで帰り、食べて死亡する事例が相ついでいます。二〇一二年四月にも、北海道で二人が死亡しました。

山菜採りに縁《えん》のない都会の人びとは、トリカブトといえばトリカブトによる保険金殺人事件を思いうかべるかもしれません。これはアコニチンの作用を悪用した犯罪の一例です。

一方で、トリカブトの塊根《かいこん》（養分を蓄え塊《かたまり》のようになった根）は弱毒化加工ののち、漢方薬に配合されています。トリカブトの今年発芽した塊根から調製した生薬《しょうやく》を烏頭《うず》といい、将来発芽する脇の子株から調製した生薬を附子《ぶし》といいます。トリカブトの薬としての用途は、強心、利尿《りにょう》、鎮痛《ちんつう》です。

人類史上はじめて全身麻酔《ますい》手術をおこなった江戸時代の華岡青洲《はなおかせいしゅう》の考案した麻沸散《まふっさん》にも、

ヤマトリカブトの塊根がふくまれていたといいます。

このように、トリカブトは、毒でもあり薬にもなります。私はこのような、あるものの毒にもなり薬にもなる二面性を「薬毒同源」と呼んでいます。「薬毒同源」に気づいた人類は、化学、医学のさまざまな業績とあいまって、病を克服してきました。その結果として、人口をふやし長寿を達成してきました。


私たちは、今日の快適な暮らしをあたりまえのものとして受けとりがちですが、地球上における生命の長い歴史から見ると、ほんのごくごく最近の出来事です。

これは、じつは奇跡的な出来事なのです。

ヒトというひとつの種の繁栄の裏には、膨大《ぼうだい》な種の滅亡が横たわっています。これまで、おそらく何十億という種が地球上に出現してきたと考えられていますが、そのほとんどが絶滅しています。

古生物学の知見によれば五つの大絶滅期があり、絶滅期のあとには、かならずそれまでとは違う新しい種が、枝分かれして出現します。

ヒトという種をさかのぼっていくと、恐竜《きょうりゅう》が絶滅したあとの空白化した地球上で、おそらく、ようやくのびのびと生きはじめた、ひ弱な小さい哺乳類《ほにゅうるい》に行きつきます。

ヒトは、こういう流れのなかで生きており、奇跡的な繁栄のはてに、いまは第六の大絶滅の原因生物（そして対象生物）となりはしないかという危惧《きぐ》も生まれています。

種の絶滅のおそれをいだかせるものとして、環境、食糧、天敵、疾病《しっぺい》という、どの時代にもあった絶滅要因に加えて、ヒトという生き物の知性の到達点としてのカク（核）とヤク（薬）もあります。すなわち、ヒトが獲得した知性も、「毒」と「薬」の両面をもっているというわけです。

どういう偶然あるいは必然がはたらいて、このような現在があるのか。この先、何が起こり得るのか。

これまでの地球上の出来事からいえるのは、変化しないものはないということです。すべてが変化しています。海および大気の成分は変わり、大陸は動き、気候は変動し、遺伝子は変わりつづけます。

ヒトを中心とした変化が急激に加速化していることは、現代に生きるどなたもが感じていることでしょう。こんなときに大切なことは、流れや渦《うず》からちょっと身をひいてながめてみることではないでしょうか。

「いったい何がどうなっているの？」

もつれた巨大な糸玉のような、ヒトと生物のかかわりあいをほぐして、ひとつひとつ、話題としてもちだせる小さなパッケージにしたいと思います。

この本のキーワードは「毒」と「薬」です。

この本を手に、カフェインというアルカロイドをふくむコーヒーを一杯いかがでしょうか。気分をすっきりさせるカフェインは、多量に摂取《せっしゅ》すれば死をもたらす「毒」でもあるのですが……。

◆もくじ

第2章　ヒト、毒の正体をつかむ

第3章　ヒト、毒さえもたのしむ

第4章　ヒト、毒との攻防をつづける

毒！　生と死を惑乱

「薬毒同源」の人類史

第1章

ヒト、毒に魅了される

ソクラテスとクレオパトラはどちらがより苦しんだか？ドクニンジンと毒ヘビ

はじまりは食べ物

私たちヒトは、どのようなかたちで「毒」と出会ったのか。

紀元前三九九年、古代ギリシャの哲学者ソクラテスは、ドクニンジンの抽出物《ちゅうしゅつぶつ》によって死刑を執行され、一方、紀元前三〇年、古代エジプト・プトレマイオス朝時代最後の女王クレオパトラ七世は、毒ヘビに自らをかませて自害しました。

これは、ヒトはこの段階において、すでにかなり洗練されたかたちで「毒」を理解していたことを示しています。

ヒトが、「毒」というものを認識したはじまりは、おそらく食べ物によってでしょう。あるものを食べると、体調が悪くなったり苦しんだりする。こうして「毒」のあるものの知識をふやしてきたヒトですが、現代においても、事件というかたちで同様のことが起こっています。

　一九七二年には、群馬県沼田市でチョウセンアサガオの根をゴボウとまちがえ、「きんぴらごぼう」様に調理して食べて中毒を起こしました。これを食べた主婦は、ろれつが回らなくなり、うわごとをいい、歩けなくなったのです。

　診察した医師は、脳出血と誤診しました。主婦を入院させたあと、集まっていた親戚の人たちが、件《くだん》の「きんぴらごぼう」を食べたところ、次つぎと同様の中毒症状におちいったということです。

　これは、チョウセンアサガオの根にふくまれている、アトロピン系アルカロイドによる中毒です。この中毒は記憶障害を起こすことが特徴で、このときは一昼夜で回復しましたが、自分たちが中毒を起こしたことを覚えていなかったそうです。

　一九七七年には、河原で鍋《なべ》料理をたのしんでいた岩手県の高校生たちが、やはりチョウセンアサガオの種子によって中毒を起こしています。興奮、譫妄《せんもう》、痙攣《けいれん》、健忘がその症状でした。

　一九八四年には、東京の主婦が、ハシリドコロの芽をフキノトウとまちがえて摘《つ》み、七人が中毒しました。ハシリドコロは日本に自生《じせい》する植物で、これを口にした人が興奮して走りまわることから命名されたものです。ハシリドコロにもチョウセンアサガオと同様のアトロピン系アルカロイドがふくまれています。

二〇〇七年五月には、青森県でニラとまちがえて売られていたスイセンの葉を食べて、嘔《おう》吐《と》、下痢《げり》の中毒症状を起こしています。スイセンは有毒アルカロイドをふくむヒガンバナ科の植物です。スイセンにふくまれるアルカロイドは、中枢《ちゅうすう》神経マヒや呼吸不整などもひき起こします。

二〇〇八年六月には、茨城県つくば市と大阪市でアジサイの葉を食べた人が嘔吐などの中毒症状を起こしました。この事件は、料理の盛りつけとして皿にあしらっていたアジサイの葉を、食べられるものと誤解してのものでした。

アジサイの葉には、フェブリフジンやイソフェブリフジンというアルカロイドがふくまれていますが、この事件によってアジサイの葉のヒトに対する毒性が明らかになりました。

アジサイは花（正確にはガク）をたのしむために、ふつうに家庭で栽培されていますが、こうした観賞用の美しい植物には毒をふくむものがけっこうあります。

たとえば、スズランやオモトには心臓毒がふくまれています。どちらもキジカクシ科の植物で、強心成分をふくむ毒草です。オモトは、強心配糖体のロデキシン類をふくんでいます。じつは強心成分とは使い方をあやまれば心臓毒となるものです。オモトの根に強心作用があると聞きかじった老夫婦が、根を煎《せん》じて飲み亡くなった事件がありました。

スズランには、強心配糖体のコンバラトキシンという心臓毒成分がふくまれます。スズランをたくさんさしていたコップの水を、子どもが飲んで亡くなった事件もありました。

ヒトが、「毒」というものを認識するようになった背景には、無数のこういった体験があったにちがいありません。

「ヒポクラテスの誓い」

ヒトが毒に出会うケースとして、有毒物質をふくむものを口にするということ以外に、次のようなものがあるでしょう。

①マムシのような毒ヘビや、オオスズメバチなどの外敵に攻撃されて、それがもつ毒素が体内にはいる場合

②食物や、感染者の飛沫《ひまつ》あるいは感染者との接触を介して、黄色ブドウ球菌や腸管出血性大腸菌O157のような細菌、インフルエンザウイルスのようなウイルスが体内にはいる場合

③一酸化炭素や、硫化《りゅうか》水素のような火山性の毒ガスが気体として体内にはいる場合

④硝酸《しょうさん》や水酸化ナトリウムのような糜爛性《びらんせい》の物質にふれた場合

健康や生命にかかわるこうした体験は記憶され、周囲に伝えられていきます。現代の私たちは、マスコミ報道というかたちで伝えられていますが、かつてはごく小さな集団内で伝承されていったことでしょう。

やがて社会が大きくなり、権力者が登場し、古代文明の時代になると、権力者が「毒」をも支配するようになります。いったん、みんながそれを理解してしまえば、「毒」というものは、強力なパワーをもっています。権力者ののぞむ秩序を、攪乱《かくらん》しかねない危険なものでもあります。

古代ギリシャでは、毒と薬をあつかう医学が発展しました。神託《しんたく》や呪術《じゅじゅつ》によらず、症例を観察し、分類して、病《やまい》と死の関係を、毒や薬などの外的要因との関連でとらえて、体系化したのがヒポクラテスでした。ヒポクラテスは「医学の父」と呼ばれています。

彼の死後に編纂《へんさん》された『ヒポクラテス集典』に、医療にたずさわるものの心得となる「ヒポクラテスの誓い」があります。そこには、「たのまれても死にみちびくような薬をあたえない」という記述があり、すでに毒や薬の管理の思想があったことがうかがえます。

古代ギリシャでは、いまでいう政治犯の処刑にドクニンジン（ヘムロック）の抽出物が使われていました。ドクニンジンは、ヨーロッパ原産のセリ科植物で、全草にコニインというアルカロイドがふくまれています。

ソクラテスの毒杯

コニインは神経毒で、その中毒の特徴は、ソクラテスの最期《さいご》を記《しる》した弟子プラトンの記録『パイドン』（池田美恵訳『世界の名著６　プラトンⅠ』中央公論新社）にあるとおりです。

ソクラテスは、毒をわたす役目の男から毒杯を受けとってあおります。それからあとに起こったことを、『パイドン』から引用します。

あの方は、あちこち歩きまわっていられましたが、脚が重くなったと言われて、仰向《あおむ》けにやすまれました。あの男がそうするように言っていたからです。

すると、毒を渡した男が、あの方のお身体に触り、しばらくしてから足先や脛《すね》のほうを調べ、それから足の先を強く押して、感じがあるかとたずねました。

「ない」とあのお方は答えられました。

つぎに、また脛に同じことをし、こうしてだんだん上にあがっていって、しだいに冷たく硬くなってゆくのを、ぼくたちに示しました。そして、もう一度触ってみて、これが心臓までできたらおしまいです、と言いました。

コニインの中毒の特徴は、麻痺《まひ》が手足の末端から身体の中心に向かって進んでいくのです。

毒を研究した結果

エジプト文明に先立つメソポタミア文明では、天文学と結びついた医学が発達していました。血の流れを河川にたとえ、体温を太陽にたとえ、呼吸を風にたとえて、これらの調和した状態を健康と考えていました。

このことは、太陽の光を浴びることをよろこび、お風呂にはいって血の流れをよくし、呼吸法で心をととのえ、運動して身体をあたためることで気力を充実させるという、現代の私たちの、素朴な健康意識とどこか通じるところがあります。

メソポタミアの医学の進みぐあいは、粘土板にきざまれた楔形文字《くさびがた》が解読されて明らかになりました。紀元前二〇〇〇年以上前の粘土板には、二五〇種以上の植物性薬、一八〇種以上の動物性薬、一二〇種以上の鉱物性薬が記されていたのです。

チグリス川とユーフラテス川の流域に発達した古代メソポタミア文明は、地理的に近い関係にあるエジプトに伝えられ、ナイル川流域に古代エジプト文明が展開します。古代エジプトの首都であったテーベの墓地から発掘したミイラの膝《ひざ》のあいだから発見された、「エーベルス・パピルス」という長い巻物には、さまざまな疾患《しっかん》の症状と治療法、薬の処方や調製法、使用法が書かれていました。

そこには、ワイン、イチジク、アロエ、ひまし油、サフラン、ハッカ、アヘンなどが記され、ヒヨス（ナス科の植物）のような毒性の強いものものっています。ヒヨスからはアトロピン系アルカロイドが得られます。

クレオパトラ七世は、古代エジプト・プトレマイオス朝時代最後の女王です。美人の代表として語られますが、それだけではなく、古代エジプト文明を体現した高い知性と教養の持ち主でもありました。

毒にも強い関心をいだいて、さまざまな毒を囚人や奴隷を使ってためし、研究していたとのこと。そうして、熟睡した人間のように早くやすらかに死ぬことができるというエジプトコブラ（アスプ）を見いだしたといわれています。

クレオパトラの最期

毒ヘビの毒には神経毒作用をもつものと、出血毒作用をもつものがあります。「熟睡した人間のように早くやすらかに死ぬ」のは、神経毒作用による死です。コブラ、ウミヘビなどがこの毒をもっています。

神経毒作用タイプのヘビ毒は、神経系のシナプスにおいて、アセチルコリン受容体と結合することにより、アセチルコリンによる神経伝達が阻害《そがい》され、情報が筋肉に伝わらなくなります。その結果、たちまち呼吸麻痺が起こり、死に至ります。なお、コブラの毒には心臓毒もふくまれています。

もう一方の出血毒作用をもつ毒ヘビには、マムシ、ハブ、ガラガラヘビなどがあります。このタイプのヘビ毒は局部の腫《は》れ、出血、壊死《えし》をもたらします。この種のヘビの毒は神経細胞にはたらきかけて、アセチルコリンを放出させます。その結果、筋肉はつねに興奮状態となり、痙攣をひき起こします。そして、アセチルコリンを使いはたすと、情報の伝達がおこなわれなくなり麻痺状態になります。

クレオパトラは、のちにローマの初代皇帝になるオクタウィアヌスに敗れて追いつめられたとき、かねてから研究し用意してあった毒ヘビで自害します。古代ギリシャの思想家、著述家であるプルタルコスは、その様子を次のように描写しています。

ある人は語っていう、毒蛇アスプは彼の無花果《いちじく》の間に入れてもたらされ、青葉のあいだに隠されてあった。クレオパトラはこれを見ずして咬《か》まれるよう命じておいたが、青葉を除けるときに、はしなく目に触れたので、「とうとう来た」といってその白き腕をさし伸べたと。

（中略）

また彼女の腕上には二個の小孔があって、さながらアスプの刺螫《しせき》によって生じたもののごとくであったと断言した者もある。

――『プルターク英雄伝』（第一巻、高橋五郎訳を現代かなづかいに改めた）

ソクラテスとクレオパトラは、処刑と自害という違いがありますが、どちらも毒による死です。もうひとつ共通点をあげると、自分で決めた死に方だったことです。

ソクラテスは、当時の決まりにより、自分でどういう死に方をするか選ぶことができ、ドクニンジンによる、最後まで意識のしっかりした死を選んだのです。

不老不死への情熱は何をもたらしたか？
煉丹術と錬金術

毒草と薬草木のあいだ

古川柳《こせんりゅう》に「俗名をいえば薬は安くなり」というのがあります。たとえば、漢薬の「陳皮《ちんぴ》」といえばいかにもありがたそうな名前ですが、同じものを俗名を使って「みかんの皮を干したもの」といえば、まるで台所のゴミ並みになってしまいます。

この世の中にははじめから薬草木《やくそうもく》というものが存在しているのではなく、植物のあるものを薬草木として利用しているのだということを忘れてはならないと思います。そして、このことは、食料用の植物と薬草木、毒草と薬草木のあいだにも明確な区切りのないことを示しています。

薬草木だから有害作用はないとか、毒草だから利用価値がないということもいえないということです。逆にいえば、あらゆる植物には薬草木として利用される可能性があるということになります。そして、いつの場合においても、いかに使うかということが大切です。

私は、趣味が園芸という植物好きで、そこから薬学にはいりこんだというちょっと変わった経歴をもっています。私が東北大学薬学部の学生として薬草の勉強にのめりこんでいたころの恩師である竹本常松《たけもとつねまつ》教授は、「全山の草木ことごとく薬草薬木」と喝破《かっぱ》されておられました。私が毒と薬の研究の世界にはいりこんだ道は、このように植物からはいる道だったのですが、この道はじつはまっとうなものでした。

この道をどこまでもさかのぼると、紀元前二〇〇〇年ころの古代中国の薬や農耕に関する伝説上の人物、神農《しんのう》に行きつきます。神農は民に耕作を教える一方、「日に百草をなめ一薬を知る」というやり方で薬を見いだします。それを伝える『神農本草経《しんのうほんぞうきょう》』という記録があります。

私たち薬学徒は神農と同様に、やはり「なめてしまう」のです。私の学生時代の失敗談ですが、見たことのない黒い小粒がはいった瓶《びん》を教授に見せられたとき、「毒性は強くないと思う」といわれたので、いつものくせで、ついつまんでなめてしまいましたが、それは蝙蝠《こうもり》の糞《ふん》でした。割ってみると、たしかに虫の羽がはいっていました。

わが国でとくに注意が必要な毒草として、トリカブト、ドクゼリ、ドクウツギと並んで、バイケイソウやコバイケイソウがあります。私の知人が、コバイケイソウが毒草だというけれど、どんな味かと思って、根っこをひとかじりしたそうです。とたんに口が動かなくなって、そのまま救急搬送されたという、そのくらいものすごい毒性をもつものです。いくら興味があっても、危険といわれるものを口にもっていってはいけません。

なお、バイケイソウやコバイケイソウは、その芽生えが食べられる山草のウルイ（ギボウシ）と似ているので注意が必要です。

現在、『神農本草経』の原本はとうに失われており、その解説書である『本草経集注《ほんぞうきょうしっちゅう》』のさらにその解説書の類だけが残っていて、そこから『神農本草経』の内容が推定されています。それによると、『神農本草経』には三六五種の薬が記載され、上薬《じょうやく》、中薬《ちゅうやく》、下薬《げやく》と、毒性による分類がされています。

上薬一二〇種は、無毒で長期間の服用が可能です。身体を軽く元気にし、不老延命の作用がある養命薬で、人参《にんじん》、甘草《かんぞう》、枸杞《くこ》、杜仲《とちゅう》、麝香《じゃこう》などがあげらます。

中薬一二〇種は、使い方しだいで毒にも薬にもなるものです。病気予防、虚弱体質改善にもちいる養生薬で、葛根《かっこん》、麻黄《まおう》、牡丹《ぼたん》、厚朴《こうぼく》、鹿茸《ろくじょう》などがあげられます。

下薬一二五種は、毒性が強いため長期服用は避ける必要があります。病気を治療する治病薬で、附子《ぶし》、半夏《はんげ》、大黄《だいおう》、水蛭《すいてつ》などがあげられます。

この『神農本草経』における毒性による薬の分類は、特徴的なものです。

不老不死の薬「丹薬」の正体

中国では、古来、不老不死思想がありましたが、時の権力者である皇帝たちは、とりわけ不老不死に強く執着します。これに深くかかわったのが鉱物派です。彼らは鉱物毒そのものに挑戦しました。

紀元前の戦国時代以降に中国で成立した書物『周礼《しゅらい》』には、五毒と称する鉱物が薬として記載されています。病気をもたらす悪霊《あくりょう》に打ち勝つには、このような毒が必要だと信じられたのです。この流れから、鉱物を不老不死の霊薬《れいやく》につくりあげる煉丹術《れんたんじゅつ》が生まれます。

この技術が、道教《どうきょう》の思想と結びついて生まれたのが、不老不死の薬「丹薬《たんやく》」です。丹薬の実体は水銀化合物で、まさに毒物です。

『周礼』にある五毒は、石膽《せきたん》、丹砂《たんしゃ》、雄黄《おおう》、礜石《よせき》、慈石《じしゃく》の五つの鉱物です。このうち雄黄は、奈良の正倉院《しょうそういん》にも納められています。この正倉院の「雄黄」は、鉱物学的には鶏冠石《けいかんせき》（四硫《しりゅう》化四砒素《かしひそ》）であり、表面は光線にさらされることにより三硫化二砒素に変質しています。ほか、石膽は硫酸銅《りゅうさんどう》、丹砂は硫化第二水銀、礜石は硫砒鉱と硫鉄鉱、慈石は磁鉄鉱です。

このような鉱物を取りあつかう鉱物派の技術は、道教の不老不死思想と結びついて、ついに丹薬をつくりあげるに至ります。

丹薬がなぜ不老不死なのかというと、その本体である硫化第二水銀が、姿を次つぎに変えながら永遠に循環するからです。すなわち、液体である水銀を硫黄《いおう》と反応させると、硫化第二水銀になります。これは赤い粉です。そして、それを四〇〇度に加熱して蒸留《じょうりゅう》すると、ふたたび液体の水銀になります。これを空気中で三〇〇度に加熱すると酸化第二水銀になります。これは赤、または黄色の粉です。それを四〇〇度に加熱して蒸留すると、また液体の水銀に戻ります。

丹薬の「丹」は、赤いという意味とともに、不老不死の薬という意味をもっています。血の色である鮮やかな赤色に、生命を意識したのでしょうか。

歴代皇帝の死と徐福

この鉱物派がもたらしたものは、不老不死を熱望した皇帝たちの若死にでした。水銀化合物は不老不死の妙薬《みょうやく》ではなく、なかには毒性の強い化合物もあり、酸化第二水銀は、現在も毒物として取りあつかわれています。

唐《とう》時代の歴代皇帝二〇世のうち、少なくとも六人がおそらく丹薬の中毒のために生命を落としました。すなわち、二代太宗《たいそう》、一一代憲宗《けんそう》、一二代穆宗《ぼくそう》、一三代敬宗《けいそう》、一五代武宗《ぶそう》、一六代宣宗《せんそう》です。

この思想と技術は、中国にわたった留学僧を通じて日本にも伝えられました。たとえば真言宗《しんごんしゅう》を開いた空海《くうかい》は、生涯に何度か生命の危機におちいっていますが、その症状から丹薬をためした水銀中毒ではないかという推測があります。

当時は、水銀は金や銀よりも高価な貴重なものでしたがわが国にも産し、四国八十八ヶ所の霊場のうち、約半数のところで水銀鉱脈が確認されているといいます。

この中国における「不老不死」熱には、思わぬ副産物がありました。紀元前九一年ごろに成立した司馬遷《しばせん》の『史記《しき》』に、徐福《じょふく》についての記述があります。それによると、徐福が秦《しん》の始皇帝《しこうてい》の命を受けて、ひょっとすると始皇帝をたぶらかして、不老不死の薬を求めて日本にわたってきたのかもしれないという愉快な話です。

実際、日本各地には「徐福伝説」があり、寺が建てられ、徐福像もあちこちに見られます。徐福は方士《ほうし》でした。方士というのは仙人になる修行をつんだ人で、易学《えきがく》、占星術を中心に、草木、鉱物の知識にも通じていました。その方士である徐福が始皇帝に願いでて、三〇〇〇人の良家の若い男女と、百工《ひゃっこう》、つまりさまざまな技術者、そして彼らを乗せる船、衣類、食糧、五穀《ごこく》の種を準備してもらいます。

徐福は、それらを得て、東方の霊山に不老不死の薬を求めに出かけますが、帰ってきませんでした。東方の霊山とは日本のことであるともいわれています。

はたして、彼はどこに行ったのでしょうか。『史記』では、彼は広い土地の王になったと書かれていますが、もしかしたら「徐福伝説」のように本当に日本に来たのかもしれませんね。

皇帝ネロの軍医がまとめた『薬物誌』

古代ローマでは、『薬物誌』または『ギリシャ本草』と呼んでいる文献が編纂《へんさん》されました。これには約六〇〇種の植物性薬物が記されています。この書をまとめたのが、第五代ローマ皇帝ネロにつかえたディオスコリデスです。

ディオスコリデスは、軍医として各地を転戦するなかで、その土地土地に伝わる薬物を採録していたのでした。

なお『薬物誌』には植物性薬物のほか、八〇種の動物性薬物、五〇種の鉱物性薬物も記されています。

「賢者の石」を探して

鉱物派は、エジプト、アラビア、ヨーロッパにも存在しました。それが錬金術師《れんきんじゅつし》たちです。

錬金術は古く古代エジプトに発し、アラビア経由でヨーロッパにひろがりました。中世を通じて、錬金術師たちは「賢者《けんじゃ》の石」を探し求めます。「賢者の石」は鉛《なまり》などの卑《ひ》金属（貴金属に対し、水や炭酸ガスなどで侵されやすい金属）を金に変え、また、不老不死の万能薬としての力をもつと考えられていました。

当然ながら、錬金術では、鉛などを金に変えることはできず、不老不死の万能薬をつくりだすこともできませんでしたが、試金法や蒸留法などの化学技術のさまざまな発明をしています。すなわち、その後の化学物質を取りあつかう基本的な技術は、錬金術師たちがつくりだしたものともいえましょう。

中世では、錬金術は占星術や悪魔《あくま》祓《ばら》いとも結びついて、オカルト的な様相を呈していましたが、錬金術は近代科学、近代化学の黎明期《れいめいき》を迎える一九世紀のはじめまで大きな影響をあたえています。

パラケルススの登場

一六世紀になってからその流れのなかに、ひとりの男が登場しました。錬金術にたけていたパラケルススです。パラケルススは、錬金術で化学物質が結晶したりする現象を観察し、これを医療に応用しようと考えます。

すなわち彼は、局所的に生じた症状を「とかす」ために、積極的に鉱物性の薬物を使用します。その際、砒素や水銀化合物のような毒にこそ薬効があると確信しました。

パラケルススは、『薬物誌』を編んだディオスコリデスのことばをひいて、「すべての物質は毒である。毒でない物質は存在しない。ある物質が毒となるか薬となるかは、もちいる量による」と述べています。これこそ「薬毒同源」です。

パラケルススの理論と処方には弊害《へいがい》もあります。その後、梅毒《ばいどく》の治療に水銀の吸引や水銀軟膏《なんこう》が使用されつづけますが、大量の水銀中毒者を生んでしまいました。パラケルススの功績のひとつは、「病は、臓器などの局所的な異常である」という、現代の医学に直結する考え方をしたことにあります。

パラケルススの意を受けついで、もっぱら薬をつくりだす錬金術師もあらわれます。ここに医療化学者といわれる人々が誕生したのです。そのために、パラケルススは、錬金術師であるとともに、「医療化学者の父」とも呼ばれています。

パラケルススは、一四九三年から一五四一年まで生きた人ですが、本名は別にあり、テオフラストゥス・フィリップス・アウレオールス・ボンバストゥス・フォン・ホーエンハイムという長いものです。新設のチュービンゲン大学で医学を学んで、学究的な医師として生活していましたが、三五歳ごろにがらっと生き方を変えます。

彼は突然、パラケルススと名のりはじめ、ヨーロッパ各地を遍歴しながら医療、著作活動を活発化させます。パラケルススとは、古代ローマの医学著述者であるケルススを凌駕《りょうが》するもの、という意味です。

大きなことを考え、大胆な動きをするという点では、東に徐福あれば、西にパラケルススありという感じでしょうか。

魔女が使った魔法はどんなものだったか？
魔女伝説と聖人伝説

薬学は「賢いおんな」のおかげ

わが国には、魔女も魔法使いもいませんでした。いるのは、せいぜい山姥《やまんば》でした。ただ、少女マンガやアニメの世界では、いまも、かわいい溌剌《はつらつ》とした魔女が活躍しています。一種の超能力をもったものというプラスのイメージが、そこには見られます。

一五世紀中ごろからの中世キリスト教国では、宗教の異端者として、魔女狩りがおこなわれ、火あぶりによって殺されるという事例が多くありました。悪魔とまじわり、特別な力をさずかって、作物や家畜に害をなすというのが、魔女のイメージです。

ドイツのハルツ地方の魔女伝説によれば、魔女は山野に自生する薬草や毒草を、釜《かま》で煮て、呪《のろ》い薬や秘薬をつくるとされています。また、現在残されている魔女裁判の記録によると、魔女に変身する際には、「魔法の塗り薬」を塗ったり、「魔法の薬」を飲んだりしたとされています。

「魔女」という存在はフィクションで、なかには男性もいました。現実には次の二種類の人びとが考えられます。ひとつのグループは、山師まがいの、いかがわしい薬物業者たち、もうひとつのグループは、「賢いおんな」と呼ばれる薬草摘みや薬草売りの女たちでした。

魔女伝説はドイツに多く残っていますが、一二四〇年に神聖ローマ帝国フリードリヒ二世がおこなった医薬分業政策もその理由のひとつと考えられます。フリードリヒ二世は、薬物を処方できるのは医師だけに、薬物を調合できるのは薬剤師だけにします。危険な悪徳薬物業者の排除を目的としてかかげていましたが、まきぞえをくったのが「賢いおんな」たちでした。「賢いおんな」とは、ローマ時代以来の伝統と知識を伝承してきた、民間療法の重要な担《にな》い手でした。錬金術師であるとともに、「医療化学者の父」とも呼ばれたパラケルススは、「これまでの薬学は『賢いおんな』のおかげである」といっています。

その「賢いおんな」は、フリードリヒ二世の政策により、役割を剝奪《はくだつ》されていきます。そうして、神の教えに反する魔女として、社会から排除されていきました。

信仰と祈禱《きとう》による治癒《ちゆ》を肯定しているキリスト教にとっては、民間療法は許せない異物で、そのあつかう薬物を自らのもとで、独占管理する必要があったのです。

ベラドンナがひき起こす作用

魔女の塗り薬として伝わっている薬物のなかに、ヒヨスや、ベラドンナ、マンドラゴラなどがあります。これらのナス科の植物から得られるアルカロイド類のアトロピンやスコポラミンは、代表的な副交感神経抑制薬です。

ヒヨスは、古代ギリシャ時代の記録にも見られます。宗教儀式用の向《こう》精神薬として使われたと思われます。病や死の原因をよく知らなかった時代では、病や死を超自然的な精霊や悪魔のしわざと考え、伝承薬物でトランス状態になって、霊界と交流をもつものの託宣《たくせん》を信じたのです。

ベラドンナには、瞳孔《どうこう》を開くはたらきがあり、抽出エキスを点眼《てんがん》するとうるんだような美しい目の表情となるので、貴婦人たちが愛用しました。ベラドンナという名の意味は、ずばり「美しいご婦人」です。

江戸時代に、長崎出島《でじま》にあったオランダ商館つきの医師として来日したシーボルトは、ベラドンナをもっていました。このベラドンナが、のちのシーボルト事件をひき起こすことになります。

すなわち、江戸の眼科医であった土生玄碩《はぶげんせき》は、シーボルトが江戸に来たときに、ベラドンナを分けてもらい、治療に役立てていました。それを使いきって、さらにもらいたいと申し出たところ、シーボルトは手持ちも少なくなったので、それを断り、「日本にも同じものがある」といって、わが国に自生するハシリドコロの存在を教えます。

これに感激した土生は、お礼にと、将軍からもらった葵《あおい》の紋所《もんどころ》入りの衣装をあげましたが、二年後に帰国にそなえて船に積みこんでいたシーボルトの荷が臨検《りんけん》（出向いて取り調べる）を受けてこの衣装が見つかり、大問題となってしまいます。

臨検は停泊していた船が台風で大破したためでしたが、その荷には天文方《てんもんかた》（江戸幕府の天体や暦《こよみ》の研究機関）からゆずりうけた、伊能忠敬《いのうただたか》作の「大日本沿海輿地《よち》全図」もあり、どちらも国外持ち出し禁止の品だったのです。このため、シーボルトは国外追放・再渡航禁止となり、門人五十余名も死罪や改易をふくむ刑に処せられました。これをシーボルト事件といいます。

一方、チョウセンアサガオは、別名「キチガイナスビ」と呼ばれ、インド原産のナス科ダツラ属の植物です。帰化植物となっており、思いがけないところで見かけることがあります。同じ仲間の植物で、たれさがって大きな美しい花が咲くので人気のエンゼルストランペットも、同じくアトロピン系アルカロイドをふくんでいます。

華岡青洲《はなおかせいしゅう》の調合した麻酔薬《ますいやく》「麻沸散《まふつさん》」の主成分のひとつはチョウセンアサガオです。毒草として知られていたチョウセンアサガオの添加量の調整には腐心《ふしん》したといわれています。それでもなお、犠牲が出ました。この麻酔薬の完成のために、青洲は、妻の加恵《かえ》、実母の於《お》継《つぎ》に対して人体実験をします。そして、薬の副作用のために、加恵は盲目になり、於継はいのちを失ってしまったといいます。

これらの魔女の薬草は、治療量では中枢神経の興奮作用を示しませんが、大量服用すると、大脳運動野の興奮が見られ、精神発揚、幻覚、錯乱《さくらん》、狂騒状態となります。このあたりがトランス状態と関係しているのでしょうか。

マンドラゴラの秘力

マンドレイクという、やはりアトロピン系アルカロイドをふくむ植物は、魔女との関連ではマンドラゴラとしても登場します。

これはヨーロッパ原産の植物で、古くは鎮痛剤《ちんつうざい》、鎮静剤、下剤《げざい》、便秘薬として使われたようです。媚薬《びやく》効果があるといわれたことから「恋なすび」という別名もあります。

ヨーロッパでは、古くから妖《あや》しげな作用がある植物と思われていたらしく、奇妙な言い伝えがあります。

この植物はひきぬかれると金切り声をあげ、その声を聞いたものはたちまち死ぬといわれました。そのため、マンドラゴラをひきぬくときには、犬をこの植物につなぎ、遠くから耳をふさいで呼ぶとか。

この言い伝えを真実らしくするために、死んだ犬を結びつけたマンドラゴラを市場で売っているものもいたそうです。

ジャンヌ・ダルクが、異端者として宗教裁判にかけられたとき、告訴状の一項目に「ジャンヌは胸にさげたマンドラゴラの力で、富や現世的な幸福を得ようとしていた」とありました。

このオルレアンの少女の卓越した能力は、悪魔のマンドラゴラの力であるとされたのです。ここにも当時のマンドラゴラに対する人びとの考え方、感じ方があらわれています。

一四三一年、ジャンヌは火刑に処されますが、一四五六年、処刑裁判の破棄《はき》が宣告され、さらにそれから四五〇年以上たった一九二〇年には、ローマ教皇庁によって、聖女に列せられています。

ガレノスの本草学と「聖アンソニーの火」

魔女の薬とされ、「悪魔のしわざ」と裁判沙汰《ざた》になった薬草を、薬事にたけたキリスト教の聖職者が使って効果をもたらせば、「神の奇跡」としてほめたたえられます。

薬草は、おもに修道院付属の薬草園で栽培されていました。その知識は医学者ガレノスによって体系化されたギリシャ・ローマ医学と、ガレノスの本草学を踏襲《とうしゅう》したものです。ガレノスの本草学は、各地の民間療法で使用されていた薬草類を体系化したものでした。

「神の奇跡」による聖者信仰の代表的なものとしては、聖コスマスと聖ダミアヌスの兄弟や聖アントニウスがあげられるでしょう。

聖コスマスと聖ダミアヌスの兄弟は、ディオクレティアヌス帝によるキリスト教徒迫害で殉教《じゅんきょう》した双子の兄弟です。彼らは中東のシリアで医術を学んだのちにキリスト教徒に改宗し、多くの人を治療しました。そのために医師や薬剤師の守護聖人としてあがめられます。

聖アントニウスは、聖コスマスと聖ダミアヌスの兄弟と同じころ、エジプトに生まれます。荒野での苦行《くぎょう》のはてに修道院を創設しますが、苦行のかたわら丹毒（溶血性連鎖球菌による皮膚の炎症）やペストの患者を治《なお》したと伝えられています。

聖アントニウス派の修道院は、中世期をつうじて猛威をふるった麦角菌《ばっかくきん》中毒を治すことができたといわれて、そのために、「聖アンソニーの火」という病名に名が残っています。

ライムギなどに麦角菌が寄生すると、ネズミの糞のような形の黒い菌核が生じます。これは捨て去るべきダメになった穂なのですが、飢餓《きが》に苦しむ農民たちはこの麦角菌におかされたライムギなども食べざるをえず、発病します。

麦角成分は、血管を収縮させて手足への血行を妨げます。初期症状として、四肢《しし》に火に焼かれるような強い熱感をともない、やがて壊疽《えそ》をひき起こして足を失い、死亡する患者も多かったという、たいへんに恐れられた病気でした。

また、この病気は聖アンソニー寺院に詣《もう》でると治るといわれ、これらのことから「聖アンソニーの火」という病名が生まれます。巡礼する農民たちは、先ざきで麦角菌におかされていないパンを食べることになり、それが快復に役立ったのではないかというあたりが真相のようです。

麦角の生々流転

麦角にはもうひとつの顔がありました。それは薬としての顔です。ヨーロッパの助産婦たちは、古くから麦角を子宮の収縮促進の薬としてもちいてきたのです。民間療法の知恵には舌をまかざるを得ませんが、この知恵の産物は、のちの世になってさらに新しい展開をすることになります。

近代化学が成分分析をし、化学的な合成の技術を高めるようになって、この麦角が再評価の対象となります。この子宮収縮作用成分は何か。その結果、得られた化合物がエルゴメトリンでした。

エルゴメトリンは、産後の出血防止のために胎盤排泄《たいばんはいせつ》の第三期陣痛時に投与されます。また不全流産の際、残留物の完全排泄と出血防止のために投与されます。

エルゴメトリンなどの、麦角から得られるアルカロイドに共通している化学構造はリゼルグ酸です。そして、このリゼルグ酸を材料として半合成で得られた化合物のひとつが麻薬のＬＳＤだったのです。これは強力な幻覚剤です。

めぐりめぐって、また魔女の世界に戻ってきたような……。

セレブは毒による暗殺からいかに身を守ったか？暗殺王ミトリダテスとボルジア家

罰則が科せられた四つの毒

ひと昔前には、ちょっと時間がたってあやしくなった食べ物を、孫が食べる前に、おじいさんやおばあさんが匂いをかいで、「よし、まだだいじょうぶ」といって食べさせたりする風景がありました。学校給食では、子どもたちに配る前に、校長が試食（検食というそうな）します。この少量の試食を調理師たちは「毒見《どくみ》」などと呼んでいます。

将軍やお殿様には、「毒見役」がいて、食膳《しょくぜん》は「毒見役」が安全を確認してから出されました。家来があまりにも気をつかいすぎて、安全ではあるものの、味のない冷めたものを食べさせるので、殿様が庶民の粗野《そや》な食べ物に接して感激することを笑ったのが、「目黒のさんま」という落語です。

いつの時代も、毒を避けるために、ヒトは細心の注意をはらってきました。

七一八年に藤原不比等《ふじわらのふひと》らが編纂を開始し、七五七年に孫の藤原仲麻呂《ふじわらのなかまろ》の提案で施行《しこう》された養老律令《ようろうりつりょう》には、四つの毒が記載されています。これらは、附子《ぶし》、烏頭《うず》、鴆毒《ちんどく》、冶葛《やかつ》のことです。これらの毒を所持したり、使用したりした場合の罰則がそこに記されていました。

附子や烏頭はキンポウゲ科のトリカブト類の塊根を乾燥させたもので、猛毒で知られています。トリカブト類は日本から大陸を横断して、ヨーロッパまで分布していて、五〇〇種類以上あるといわれています。

附子や烏頭は古くからよく知られていましたが、ほかの二つについては長いこと謎につつまれていました。

鴆毒は毒のある鳥のことで、毒蛇を食べるために、体内に毒がたまっているといわれています。しかしながら、毒のある鳥などいるわけがないとされ、砒素化合物の亜砒酸《あひさん》のついた鳥の羽のことではないかという説が有力でした。

このように、毒のある鳥などいるわけがないと長いあいだ思われていたのですが、一九九二年になって、ニューギニアで毒をもつ鳥が見つかりました。だから、いまでは毒鳥の存在はまんざらウソでもないかもしれないということになり、いまだにこの謎は謎として残ったままになっています。

冶葛は、七五六年に正倉院に献納されています。この冶葛についても長いあいだ謎でしたが、ゲルセミウム・エレガンスというゲルセミウム科（これはもとはマチン科とされていました）の植物であることが、最新の分析技術を駆使《くし》することにより、一九九八年に解明されました。

七五六年に正倉院に献納された冶葛の正体が、なんと一二四〇年余の時をへて、ついに解明されたわけです。このゲルセミウム・エレガンスという植物は、タイなどの熱帯アジア原産で、ゲルセミンほかのアルカロイドをふくんでいて猛毒です。

正倉院薬物については、『種々薬帳《しゅじゅやくちょう》』という医薬品リストに六〇種類が記録されています。このリストの最後に、「冶葛三二斤《きん》」という記載があったわけです。三二斤は約七・一四キログラムにあたりますが、現在残っているのは三九〇グラムです。

失われた分は、誰によって、何に使われたのでしょうか。ちなみに、『種々薬帳』の末尾には、五人の署名がありますが、その筆頭には、養老律令を施行しながら、やがて失脚し殺されてしまう藤原仲麻呂の名があります。

正倉院に納められた猛毒

この時代の医薬の知識の多くは、当時、より進んだ文化をもっていた唐から伝えられたものと考えられています。七五三年には、嵐などによって何度も渡日に失敗し、ついに失明してしまった鑑真《がんじん》が来日しています。

鑑真は、各種の生薬《しょうやく》を鼻でかぎわけてあやまることがなかったというほど、生薬の知識が豊かだったといわれます。鑑真は仏教を伝えるために海を渡ったのですが、医薬の伝来にもたいへんに貢献したのです。

鑑真来日三年後、聖武《しょうむ》天皇の四十九日忌《き》に際して、光明《こうみょう》皇后が奈良東大寺《とうだいじ》の正倉院に六〇種の生薬を献納します。そのリストが先に述べた『種々薬帳』なのです。一部はいまも現存し、これらは、地上の倉に保存されつづけた世界最古の生薬と思われます。

そのなかでも人参、大黄、甘草の三種はとくにたくさん納められています。たとえば、大黄は『種々薬帳』の記載では、九九一斤八両（約二二一・一キログラム）が納められています。一九二七年の秤量《ひょうりょう》記録では、完全な形態のもの二包（一四・六二五キログラム）、薬塵《やくじん》三包（二六・六八七キログラム）が報告されています。

正倉院にはまた『種々薬帳』には記載されていない生薬のひとつとして、雄黄《おおう》という鳥の卵のように成形された鉱物もあります。四硫化四砒素を主成分とするものですが、はたして何に使ったのでしょうか。

四硫化四砒素を燃やすと猛毒の三酸化二砒素（亜砒酸）が生成しますが、もしかしたらこの卵のかたちをした雄黄は亜砒酸の原料だったのかもしれません。すなわちこの卵は毒鳥の鴆《ちん》の卵を模《も》した可能性があり、そうすると、鴆毒とはいまでいう亜砒酸であるということになります（船山信次、二〇一五年、日本薬学会第一三五年会、神戸にて発表）。

日本に本格的に毒の文化がはいってきたのは、安土桃山時代で、この時代になると、鴆や鴆毒による毒殺の話がよく出てくるようになります。

毒殺を恐れた王の解毒剤

シェークスピアの戯曲には、多くの毒薬が登場します。『ロミオとジュリエット』の曼陀《まんだ》羅華《らげ》は、チョウセンアサガオです。『ヘンリー六世』のマンドレイクは魔女裁判に登場したマンドラゴラです。『ヘンリー四世』にはトリカブトが出てきます。

ヨーロッパでは毒殺の歴史は古くからあり、すでに古代ローマでは薬物は暗殺の道具として使われていました。小アジアのポントスの支配者ミトリダテス六世は、毒物に執心して種々の文献を残します。暗殺王として知られる彼は、自らの毒殺を恐れて、毎日解毒剤《げどくざい》を飲んでから、毒を少量飲む習慣がありました。解毒剤は、黒海の鴨《かも》が毒を食べさせても死なないことから、その鴨に毒を飲ませてその血を抜き、解毒剤として配合したと伝えられています。

これは、いわば現在の免疫学《めんえきがく》に通ずる考え方です。

ミトリダテス六世のもちいた解毒剤が原型となり、のちの万能の解毒剤「テリアカ」がつくられたともいわれています。テリアカは、古代ローマに起源をもち数十種類の薬草をまぜあわせたもので、ローマ時代になると、ヘビの血なども加えられ、一七世紀まで万能の解毒剤として信じられてきました。

やがて万能の薬から単剤処方へと推移していくのですが、そのきっかけとなったのが、大航海時代になってヨーロッパにもたらされた、新大陸やアジアで古くから使われてきた単体の薬草です。とくに衝撃的だったのは、ペルーからもたらされた解熱《げねつ》作用のあるキナ皮《ひ》です。キナ皮は、キナノキの樹皮で、アンデス地方で古くから解熱剤として使われてきました。一七世紀にはマラリアにも効果があることが発見され、キナ皮から製するキニーネはマラリアの特効薬として有名になります。

その後、新薬がそれにかわり、キニーネは忘れられていましたが、その後使われてきた抗マラリア薬に対して耐性菌が出現し、ふたたびキニーネの再評価の動きが見られます。

毒殺魔メディチ家のカトリーヌ

エリザベス朝時代のイギリスでは、毒殺のうわさが絶えませんでした。勢力争いで、国をまたぎ、政略結婚が盛んにおこなわれていたことも背景にあります。

大陸でも毒殺が流行しました。フランスでは、自分が毒殺されることを恐れたルイ一四世は、許可した以外の薬局での毒物の販売を禁止します。

イタリアのメディチ家から、フランス王朝へ嫁したカトリーヌ・ド・メディシスは毒殺魔として歴史に残りました。義兄のフランソワ皇太子、ナバラ王国女王ジャンヌ・ダルブレ、自分の息子のシャルル九世、ロレーヌ枢機卿《すうききょう》、シャティヨン枢機卿と、周辺の人物が次つぎと毒殺されています。

カトリーヌのまわりに集まったのは、錬金術師や予言者を自称するもの、薬種商などで、一種の魔窟《まくつ》と化していたようです。自分の行為を止めることのできない、毒殺中毒者となっていたのでしょうか。

毒殺といえば、ボルジア家が有名でしょう。イタリア・ルネッサンス期に生きたチェーザレ・ボルジア、ルクレツィア・ボルジアの兄妹は、カンタレラという毒薬をもちいます。この毒薬をつくるには、豚を殺して逆《さか》さにつり、その腸内に亜砒酸を散布します。これを腐敗させたのちに乾燥させ、毒薬とします。

この毒性については二説あり、一説には腐敗アルカロイドのプトマインが影響しているといい、もう一説は、結局のところは亜砒酸であるとしています。亜砒酸は、砒素の酸化物である三酸化二砒素で、金属砒素自体は毒性が低いとされますが、亜砒酸の毒性は高いのです。

銀の食器と東大寺の大仏

暗殺には、トリカブト、マンドレイク、ドクニンジンのような毒草のほかに、砒素化合物がよく使われました。

砒素化合物の亜砒酸は、無味無臭の白い粉で、いわば暗殺に向いています。硫砒鉄鉱を酸素と化合（燃焼）させると、亜砒酸と酸化鉄と亜硫酸ガスとなります。つまり亜砒酸は硫砒鉄鉱を加熱することで得られるのです。

硫砒鉄鉱を焼いて亜砒酸を生成させるときには亜硫酸ガスが発生します。そのため、銀の食器を使うと、混入した硫黄酸化物のために銀が黒変し、毒を盛られたことがわかるにちがいない。そう考えたために、暗殺を恐れる支配者層に銀の食器が流行したということです。

毒殺用の毒物としては、ほかに水銀化合物もよく使われました。

これは暗殺ではありませんが、水銀化合物の毒性に関しては、今度はヨーロッパから見たらはるかかなたのわが国をながめると、正倉院薬物の納められた奈良東大寺の大仏《だいぶつ》建立が思いだされます。そこでは、思いがけず水銀化合物の毒性に悩まされていたのです。

聖武天皇の発願《ほつがん》で、東大寺盧舎那仏《るしゃなぶつ》、いわゆる奈良の大仏様がつくられたのは、七四九年のこと。この年に竣工《しゅんこう》して開眼《かいげん》は七五二年でした。この大仏は金銅仏、つまり金ぴかに金メッキされた仏様です。

金銅仏をつくるには、金のアマルガム、すなわち金を水銀に溶かしたものを調製して、これを金属の表面に塗り、熱をかけて水銀を蒸発させます。総重量が三八〇トンという奈良の大仏に金メッキするためには、四三七キログラムの金と、約二・五トンの水銀が必要とされます。

この鍍金《めっき》作業は、五年間にわたっておこなわれたといわれます。水銀はそのままでは毒性を示しませんが、酸化第二水銀となったり、細かな粒子となると毒性を示します。蒸気となった水銀粒子は、ヒトの体内に取りこまれて、長期間にわたって毒性を発揮します。

鍍金作業に従事した人びとの健康は、はなはだあやうかったと思われます。悪意による毒殺でも、善意による仏様づくりでも、水銀はへだてなくヒトを侵《おか》したはずです。

第2章

ヒト、**毒**の正体をつかむ

同じ「毒消し」に取りくんだ男の人生はなぜ明と暗に分かれたか？ゼンメルワイスとリスター

感染症の危険

けがをして戻ってきたネコは、しきりと傷口をなめます。なめてなめてなめて、いつしか傷は治《なお》っている。ヒトも指を切ったりすると、とっさに傷口を口にもっていきます。この行為はある意味をもっています。

小学校では、こんなはり紙が見られます。「転んでけがをしたら、水道の水で泥《どろ》をよく落としてから、保健室に行きましょう」

保健室に行くと、養護の先生が傷口を消毒してくれます。

現在の日本は衛生状態がよく、傷口からの感染症はほとんど心配ないといえますが、戦乱のなかにあるような国の子どもたちは、つねに感染症の危険にさらされています。

いまの出産は、清潔を保った病院内の分娩室《ぶんべんしつ》でおこなわれますが、かつての日本ではお産《さん》婆《ば》さんを呼んでの自宅出産の時代がありました。

産婦が産気づくと、多量のお湯がしゅんしゅんと沸《わ》かされ、男たちは産室から遠ざけられて、身を清めた女衆が産室で活躍しました。熱湯は、消毒にも使われたにちがいありません。そのもっと前の時代の話です。かつて、産科病棟において、産褥熱《さんじょくねつ》（分娩の際に生じた傷に細菌が感染して起こる発熱性の感染症）による産婦の死亡が絶えることなく起こってしまう時代と場所がありました。

医学をおさめた一人の若い産科学教室助手が、その病院に着任したとき、担当病棟では一ヵ月のあいだに二〇八人の産婦が出産していました。そのうちなんと三六人が産褥熱で死亡。その後一年間で、四五一人が産褥熱で亡くなってしまいました。

時は一九世紀の半ば、ロベルト・コッホによる細菌学の確立以前の話です。ところはウィーン、この若い産科学教室助手の名前はイグナーツ・ゼンメルワイス。ドイツ系のハンガリー人です。

消毒法の発見

ゼンメルワイスは、消毒法の発見者です。いまは「院内感染予防の父」とも呼ばれています。しかしながら当時は、感染は病原菌によるものだという理解が、まだ誰の頭にもありません。どうして消毒という発想が可能になったのか。
消毒法の発見は、彼の二つの着眼によってなされました。
彼の着任した第一病棟で、一年間に四五一人という産褥熱の死者が出たとき、第二病棟では、産婦の死者数は九〇人におさえられていました。この差はなんなのか。第一病棟では、医学生たちが実習生として加わっていましたが、第二病棟は助産婦が出産を助けていました。医学生は朝早く死体解剖をして、そのまま産科病棟に来ています。

ここに何かがありそうです。これが第一の着眼点。

そして、たまたま死体解剖中に自分の手を傷つけた同僚が、敗血症《はいけつしょう》（病巣《びょうそう》から細菌が入り、その毒素によって激しい中毒症状が起こる）で亡くなります。ゼンメルワイスはその病理解剖に立ち会って、その所見が産褥熱で亡くなった産婦とそっくりなのに気づきました。これが第二の着眼点となります。

ゼンメルワイスは、産褥熱も敗血症ではないか、医学生が衣服や手につけていた「死体の毒」が産婦に敗血症をもたらしたのではないかという仮説を立てました。病原菌というものを知らない彼は、死体臭を取りのぞくという対策をたてます。

私たちがプールに行くとある臭いを感じますが、これが消毒です。学校給食でも「次亜塩素酸ナトリウム」などが消毒に使われています。

先駆者ゼンメルワイスは、そのとき塩素水で手を洗うように医学生に指示します。その後、さらし粉（主成分は次亜塩素酸カルシウム）溶液で手を洗うように指示しました。

こうして死体臭を消した結果、第一病棟の産褥熱による死者は、九・九二パーセントから三・三パーセントに減少しました。さらに病室、器具、包帯までさらし粉溶液で消毒することで、死亡率は一・二七パーセントにまで減らすことに成功します。

失意のうちに死す

これはゼンメルワイスの試みの輝かしい勝利です。彼はウィーンの学会で「消毒法」を報告し、産褥熱は敗血症であると論じました。ところが、彼の発表は産科学以外の学者からわずかの支持が得られただけで、無視されます。彼の発表を認めることは、それまでの産科医のあやまちを認めるということになるからでもありました。

ゼンメルワイスは失意のうちにウィーンを去り、ハンガリーに戻ります。ブダペスト大学の産科学教授として迎えられ、一八六一年に『産褥熱の原因と概念および予防法』というパンフレットを出版しました。しかしながら、この本も受けいれられることはありませんでした。

その後ゼンメルワイスは精神状態が不安定になり、精神病院に入院、失意のうちに一八六五年に亡くなりました。

この、ゼンメルワイスの発見した消毒法を確立したのは、イギリス人の外科学教授ジョゼフ・リスターです。リスターは、消毒法を確立して外科手術における死亡率を激減させ、その成果は彼の人生を輝かしいものとします。四〇代でエディンバラ大学教授に、ついでロンドン大学キングズカレッジの教授になります。さらには、ヴィクトリア女王からナイトの爵《しゃく》位《い》をあたえられ、男爵となり、上院議員になります。

この二人の人生上の違いはなぜ起こったのでしょうか。

「白鳥の首フラスコの実験」が転換点

リスターは、王立協会《ロイヤルソサイエティ》会長として一九〇六年に、次の内容をふくむ講演をおこなっています。

「患者が（敗血症で）危険な状態になると、その兆候のひとつとして、激しい悪臭がある。それは血液の腐《ふ》敗《はい》、すなわち、血液が傷の内部で腐敗性で有毒の物質に変化したことを示す。そして、この腐敗こそ外科医の恐るべき敵であると考えた。そこで、この悪臭を除き、この害を緩和《かんわ》しようと努力した」

リスターがグラスゴー王立病院の外科部門を担当していたころ、医師たちはフロックコート姿で手術するのがふつうでした。病院は傷口から出た血や膿《うみ》の臭いが立ちこめ、手術後の化膿《かのう》から敗血症、丹毒《たんどく》（皮膚の化膿性炎症）になり死亡する率が高いことが問題でした。この当時は、病原菌というものが知られておらず、腐敗臭が注目されていました。

病気には、ホルモンや内分泌系の異常という内因性のものと、病原微生物の感染という外因性のものがあります。そして、現在、私たちは、コレラやペスト、結核、マラリア、梅毒などの病気は病原微生物が原因であることを知っています。

それらが発見される以前は、病気は水や空気の穢《けが》れによるものと信じられ、それを「ミアズマ」と呼び、いわば超自然的なものを原因に求めていました。また微生物はかってにあらわれる、わいてくるものだという自然発生説が信じられていました。

リスターの活動していたのは、ちょうどその転換期であり、そして、ルイ・パスツールの「白鳥の首フラスコの実験」が転換点となりました。リスターは一八六五年にパスツールの論文を読んでいますし、またパスツールに親しく手紙も送っています。一方のゼンメルワイスは、その同じ年に亡くなっています。

パスツールは、腐敗が腐敗素によって起こること、その腐敗素は微生物がつくりだしていること、そして、微生物は腐敗する物質の内部で自然に発生することはないという仮説を立て、次のような実験で証明を試みました。

丸底フラスコに肉汁を入れて沸騰《ふっとう》させたあと放置すると、やがてその肉汁は腐《くさ》ります。ところが、もうひとつの形の違うフラスコを用意して同じようにしますが、そのフラスコでは肉汁に変化はありません。肉汁は腐らないままです。

このかたちの違うフラスコとは、丸底フラスコの首を白鳥の首のように長く伸ばしてあります。細く伸ばした口は一度下に向かい、次に上を向きます。そのU字形になった底の部分に蒸気が水滴となってたまり、外の空気からほこりにのっかって侵入する細菌はここでトラップされて、内部の肉汁に届かない仕掛けがしてあったのです。

リスターの着眼

リスターはパスツールの論文を読んで、次のように考えたと述べています。

「もし、人体には無害であって、傷口から侵入した微生物には破壊的にはたらくような何らかの物質があれば、この物質はこれらの微生物が外部からはいってくることを妨げることができる」

リスターが着眼したのはフェノールです。フェノールは下水管の悪臭を取りのぞくものとして知られていました。グラスゴー大学の化学の教授から分けてもらったフェノールを、水に溶解させて、包帯交換時に傷口に塗布《とふ》します。すると傷はよく治り、皮膚はそれほどそこなわれません。フェノールそのものには強い腐食性がありますが、水に溶解させたものには腐食性がないのです。

リスターはフェノール水を手術室に噴霧《ふんむ》し、器具類、手術部位の皮膚を消毒しました。手術後の包帯もフェノール水で消毒します。すると、リスター担当部門の治療成績がいちじるしく向上したのです。

その後、創傷《そうしょう》に対する感染は、空気中の微生物より、菌で汚染された手や器具機械類によるものが多いことが明らかにされ、手術中の空中へのフェノール水噴霧は取りやめとなりました。

リスターがおこなった消毒法が、広く承認され、実施されるようになるには時間がかかったものの、その結果、外科手術の死亡率は激減し、リスターは華々《はなばな》しく名声をあげることになります。

「時の運」と「心の毒」

ゼンメルワイスとリスターは、同じく消毒法の探求に貢献しましたが、報《むく》いられるという点では大きな差が生じました。発見者と確立者ということになりましょうが、発見者は無視され、確立者は賞賛されるという結果となりました。ゼンメルワイスには同情を禁じ得ませんが、現代から推測して、これには二つの理由が考えられそうです。

ひとつは「時の運」といえましょうか。ゼンメルワイスは一八一八年に生まれ、一八六五年に亡くなります。一方のリスターは一八二七年生まれで、死去は一九一二年です。いうなれば、ゼンメルワイスは一九世紀の人であり、リスターは一九世紀から二〇世紀にわたって生きた人です。

この一九世紀末から二〇世紀のごく短い時期に、細菌学と化学療法が確立され、たいへんに大きな成果が次つぎにあげられたのです。ゼンメルワイスはそれに間にあわず、リスターは間にあった。ひとつはその違いがあげられそうです。

それまでの常識がくつがえされた時代です。くつがえされることによって、新説は受けいれやすくなります。古い常識の時代の空気のなかでは、新しい知見はわかってもらえない。ほんのわずかの差ですが、リスターは新しい時代をつくった旗手《きしゅ》の一人となり、ゼンメルワイスは悲劇の人となります。

もうひとつ。それは人間の心のもつ「毒」であったかもしれません。ゼンメルワイスが、消毒法を発見し、それを実施することで、産褥熱による死者を激減させ、その成果を発表したときに、支持を表明したのは、産科学以外のごくわずかな学者たちだけでした。

強い関心をもち、理解できるのは産科にかかわっている人たちのはずでしたが、その人たちが受けいれなかったのです。あろうことか、彼らは無視しました。なぜならば、先にもふれましたが、この説を認めることは、それまで産褥熱による多数の死者が出たのは、自らの過失と認めることになるからです。

義憤《ぎふん》を感じるものの、私たちが、これを一概に責められないと感じるのは、自分のなかにも同じような「毒」があるのを知っているからでしょうか。

光学顕微鏡の発明で毒はどこまで裸にされたか？パスツールとコッホ

発見のゴールドラッシュ

毒の世界にも、ゴールドラッシュというべき華々しい時代がありました。ヒトの身体に毒をなす病原菌の続々の発見です。そのゴールドラッシュは、一九世紀末に起こります。おもな病原菌の発見の功績を見ていくとこんなぐあいです。

癩菌《らいきん》は、一八七三年にアルマウェル・ハンセンが発見を発表します。一八七九年にはアルベルト・ナイサーがこの菌を同定（分類上の所属を決定）します。

炭疽菌《たんそきん》は、一八七六年にロベルト・コッホが炭疽病の病原であることを証明します。

淋菌《りんきん》は、一八七九年にアルベルト・ナイサーによって発見されます。

腸チフス菌は、一八八〇年にカール・エーベルトにより発見され、翌年に発表されます。

結核菌は、一八八二年にロベルト・コッホにより発見されます。コッホが結核菌の学会発表をした三月二四日は、こんにち世界結核デーとなっています。

コレラ菌は、一八八四年にロベルト・コッホによりコレラの原因菌として特定されます。ジフテリア菌は、一八八四年にフリードリヒ・レフラーが純粋培養《ばいよう》に成功します。一八九〇年には、エミール・ベーリングと北里柴三郎《きたざとしばさぶろう》の共同研究により、破傷風《はしょうふう》毒素とともに、ジフテリア菌の血清療法を発表します。

破傷風菌は、一八八九年に北里柴三郎が純粋培養に成功します。一八九〇年には、ベーリング、北里柴三郎の共同研究により血清療法を発表します。

ペスト菌は、一八九四年にアレクサンドル・イェルサンと北里柴三郎がそれぞれ独立に発見します。

ボツリヌス菌は、一八九六年にエミール・ヴァン・エルメンゲムによって発見されます。

赤痢《せきり》菌《きん》は、一八九七年に志賀潔《しがきよし》によって発見されます。

この時代の細菌学の三人の泰斗《たいと》（パスツール、コッホ、北里）はそれぞれの研究所をつくり、世界三大医学研究所と称されるようになりました。すなわち、フランスのパスツール研究所、ドイツのロベルト・コッホ研究所、そして日本の北里研究所です。北里柴三郎は江戸時代末に生まれた人で、コッホのもとに留学しています。これらの病原菌発見のラッシュが起きたのは、日本が近代化に邁進《まいしん》するまっさかりの明治時代のことでした。

ミアズマを大転換

一三世紀から一四世紀にかけて、三回の大流行があったペストでは、ヨーロッパ全体の三分の一ないし三分の二の人口が犠牲になったといいます。その猛威《もうい》は一八世紀になっても衰《おとろ》えを見せず、病原菌というものを知らない人びとは、そのたびに「犯人探し」に走ります。「ユダヤ人が井戸に毒を入れた」という風評をもとに、ユダヤ人が迫害されたりもしました。

当時の医学界の常識では、伝染病は、ミアズマなどの超自然的な現象のために起こるものでした。ミアズマとは、前にも述べましたが水や空気の「穢れ」という漠然としたものでした。それを大転換させたのが、病原菌という微生物をヒトが自分の目で見るという体験です。

細菌学を確立した「近代細菌学の開祖である」コッホは、感染症の病原体を特定するための四原則を提唱しています。

・原則一　ある一定の病気には、一定の微生物が見いだされること
・原則二　その微生物を分離できること
・原則三　分離した微生物を感受性のある動物に感染させて、同じ病気を起こせること
・原則四　そして、その病巣部から、同じ微生物が分離できること

じつに明快で確信に満ちています。ここに至るには、ひとつの道具が必要でした。それが

光学顕微鏡です。

うごめく無数の小さなもの

私たちが顕微鏡と呼んでいるものを発明したのは、オランダの小さな町に住んでいたアントニー・ファン・レーウェンフックです。時は一七世紀の終わりごろ、球形のレンズを使ってつくった拡大鏡で、裏庭の水たまりの雨水をのぞきます。そこには、知らないものが無数、しきりにうごめいています。彼が見たものは小さな単細胞の原生動物でした。

世界中の誰一人も見たことのないものを見たレーウェンフックは、この発見をイギリスの学者たちに伝えます。この小さな微生物は水一滴のなかに二七〇万個もいたのです。設立されたばかりの王立協会は、すぐにレーウェンフックの顕微鏡をつくって実験をおこないます。

奇妙なものの存在に人びとは興奮しました。しかしながら、残念なことにこの発見は単なる見世物的なところにとどまって、腐敗や伝染病と結びつくことがなかったために、レーウェンフックの死とともに、いったんは忘れられてしまいます。

ふたたび、顕微鏡をのぞいて、うごめく無数の小さなものにひきつけられる人があらわれたのは、一八世紀半ばのイタリアでした。「実験動物学の祖」と呼ばれるラザロ・スパランツァーニは、生物は親から生まれるのか、自然に発生するものかという問題に悩まされていました。これは世界がどうしてつくられるかという問題とつながっているからです。

当時は、ヒトや牛や犬は親から生まれるけれども、蜂《はち》の群れは牡牛《おうし》の死体を埋めるとあらわれるとか、土からは蛙《かえる》が、そして汚れた布とチーズからネズミが、さらには肉からウジ虫が発生するといったことが信じられていました。

彼はフラスコで豆のスープを沸騰《ふっとう》させて、なかの微生物をすべて殺すと、ガラスの首を溶かして密封しました。そうすると新しい微生物は発生しませんでした。微生物は自然に発生するのではなく、どこか別のところから来て、たまたまそこで見いだされるのだと証明したのです。

スパランツァーニは、顕微鏡で微生物の分裂を観察したりして、生物は自然に発生するのではないことを追究し、ヨーロッパの学者たちを興奮させましたが、次の新しい発見がないために、関心は失われ、いつのまにか、またもやこれからの微生物は自然に発生するということになっているのでした。

ワイン樽にヒント

顕微鏡をのぞく人が、またあらわれます。前出のルイ・パスツールです。彼より一〇〇年ほど前のレーウェンフックのものより格段に進歩した光学顕微鏡をのぞいて、最初にパスツールが見たものは酒石酸《しゅせきさん》の結晶でした。

彼は化学者への道を選び、高等師範《しはん》学校の研究課題として結晶体の研究に打ちこみます。酒石酸はブドウが発酵《はっこう》するワイン樽《だる》のなかにできるものですが、この酒石酸を研究材料として彼は有機化学における立体化学に大きな貢献をして、ストラスブール大学化学講師をへて、リール大学化学教授につきます。北フランスのリールは、砂糖大根のジュースを発酵させてアルコールをつくる産業が盛んでした。

そこでパスツールは、一人の工場主から、アルコールにならず、ただ酸《す》っぱくなる樽があって、大損していると相談をもちかけられました。パスツールが次に顕微鏡でのぞいたのは、よい樽の一滴と、悪い樽の一滴です。よい樽の一滴には無数の小球体が見られ、その小球体から芽が出て分裂するのが観察されました。これが酵母《こうぼ》です。

一方、悪い樽の一滴には、黒っぽい棒状の、酵母よりずっと小さな生物が、数えきれないほど見えます。この桿状菌《かんじょうきん》が乳酸をつくっていたために酸っぱくなっていたのです。そして、酵母が増殖した溶液に一滴、桿状菌のはいった液をたらすと、桿状菌が増殖して乳酸がつくられることもわかりました。

パスツールは酵母による発酵の研究を続け、低温で殺菌する低温殺菌法を開発します。ワインなどの品質をかえず、のぞきたい菌だけを殺す温度をさぐったのです。この手法はパスツーリゼーションとも呼ばれるもので、こんにちも私たちが飲む牛乳やヨーグルト、ワイン、ビールなどでもちいられています。

病原菌が明らかに

次にパスツールが顕微鏡でのぞいたのは病気の蚕《かいこ》の皮膚でした。養蚕《ようさん》業者から、蚕の大量死が起こって、原因も対処のしかたもわからないという悩みをもちこまれたのです。この研究にパスツールが打ちこんでいるとき、二歳になる四女が病死し、続いて一二歳になる次女も腸チフスで亡くします。すでに長女も腸チフスで亡くしていました。このあとパスツールの関心は、伝染病に移っていきます。

折しもパリとマルセイユではコレラが発生して、毎日二〇〇人の死者が出ていました。パスツールは、コレラの原因が細菌であることをつきとめようと、コレラ患者のいる病室の空気のサンプルや、患者の血液を採取して顕微鏡で調べましたが、謎を解くことができませんでした。

ここで舞台をドイツの北東部、東プロシアに移します。ロベルト・コッホは開業医になったものの、うだつのあがらぬ自分にイライラして毎日を送っていましたが、ある年の誕生日に奥さんから顕微鏡をプレゼントされます。この顕微鏡から大きなドラマが生まれることになります。

顕微鏡をのぞくコッホが見たものは、炭疽病で死んだ家畜からとった血液です。コッホは棒のような微生物がうじゃうじゃしているのを見つめていました。コッホは、実験を辛抱《しんぼう》づよく重ねて、この炭疽病菌だけが炭疽病をひき起こすことを明らかにします。

三年間の研究の末、これを発表し、「毒」の歴史を大転換させました。世界中で、伝染病をひき起こす細菌探しの動きが猛烈に起こり、先に述べたような病原菌を探しあてるゴールドラッシュがはじまったのです。

体内でつくられる毒素

病原菌となる微生物が体内にはいり、感染するとなぜぐあいがわるくなるかというと、その微生物が毒素をつくりだしているからです。

たとえば黄色ブドウ球菌が大量に繁殖したサンドウィッチを食べて食中毒を起こすのは、黄色ブドウ球菌が毒素をサンドウィッチに放出しているからです。このタイプの菌は、毒素分泌型といっています。コレラ菌も、外毒素としてコレラトキシンを放出する典型的な毒素分泌型病原菌です。コレラはかつては死亡率の高さからたいへんに恐れられた伝染病のひとつでした。

もうひとつの病原菌のタイプは、侵入型のものです。たとえば、赤痢菌や腸管出血性大腸菌O157が体内にはいりこんだとき、これらの菌は体内でどんどん増殖し、この増殖した菌が死ぬときに毒素を放出します。このタイプの菌は侵入型といっています。

外毒素と内毒素

毒素の放出のしかたによって菌を分類すると、外毒素と内毒素にわかれます。

コレラ菌、ボツリヌス菌、破傷風菌、ジフテリア菌などは、細菌が体内で毒素を生成して、菌は生きているまま毒素を放出します。これを外毒素と分類しています。

ボツリヌス菌の出す毒素ボツリヌトキシンは、現在人類が知っている最強の毒のひとつです。ボツリヌス菌は嫌気性《けんきせい》で、酸素が存在しているところでは生きられません。ボツリヌスの語源は、ソーセージをあらわすラテン語で、ハムやソーセージなどの密封された加工食品のなかで繁殖します。日本では、真空パックの「からしれんこん」を原因とするボツリヌス菌による大規模食中毒事件が起こっています。

二〇〇〇年夏に、外毒素を排出する黄色ブドウ球菌による食中毒を、ある大手乳業会社が起こして、大きな事件となりました。加熱操作で増殖した菌は退治できたのですが、すでに排出してしまった外毒素を無毒化することはできなかったのがその理由でした。

外毒素に対する内毒素とは、細胞の細胞壁の一部が有毒な場合です。よって、化学療法剤、つまり薬が飲まれて微生物が殺されると、細胞壁が壊れてそこにふくまれる毒素が放出されます。自己溶解の場合も同じです。

内毒素には、さまざまな生物活性があって、発熱、低血圧、血液凝固《ぎょうこ》の促進、血小板の凝集などを起こします。志賀赤痢菌やＯ１５７に共通の毒素であるベロ毒素は、この内毒素のひとつです。

内毒素の正体は、リポポリサッカライドと呼ばれる脂質と多糖の複合体です。これらの内毒素をもつ菌が血液に侵入し、自己溶解などで内毒素を放出すると敗血症を起こしてショック状態になって死に至ることがあります。

これらのことが明らかになるには、光学顕微鏡をはじめとする種々の道具の開発と、微生物学をはじめとする多くの知識が必要でした。

ヒトはものをつくる神になってもいいのか？ゼルチュルネルとヴェーラー

アヘンからモルヒネ、タバコの葉からニコチン

どうしても、「ものとは何か？」が気になってしかたがない。古代ローマ以来めんめんとつづいてきた鉱物派は、錬金術師《れんきんじゅつし》となり、一八世紀末には、「物質は元素からなっている」「物質は変化しながらも質量を一定に保持する」という一大発見で、化学革命を起こします。化学者となった彼らの成しとげた成果が、一九世紀に花ひらきます。毒を化学から見ると、一九世紀は「アルカロイド発見の世紀」ということになります。その突破口をひらいたのは、ドイツの薬剤師見習いの若者であったフリードリヒ・ゼルチュルネルでした。

薬局で見習いをしていたゼルチュルネルは、一八〇五年、アヘンからモルヒネを単離（混合物中から一つの物質だけを純粋なかたちで取りだす）したことを発表します。そのころすでに、アヘンには痛みを取り去る作用があるということが知られていました。

「いったい、アヘンのなかのどんな物質がこの作用をするのだろうか？」この疑問に夢中になった若者は、その主たる有効成分を、純粋なかたちで取りだすことに成功したのです。

ここから、さまざまな薬用植物の有効成分としてのアルカロイドを単離するラッシュが起こります。

ストリキニーネは、猛毒を有するアルカロイドで、一八一八年にマチン科の樹木マチンの種子から単離されました。この種子は、漢方では馬銭子《まちんし》と呼ばれています。

カフェインは、一八一九年に、ドイツのフリードリープ・ルンゲによって単離されます。お茶から単離されていたテインは、のちにカフェインと同一成分であることが明らかになります。

キニーネは、一八二〇年にキナノキの樹皮から、フランスのピエール・ジョセフ・ペルティエとジョセフ・ベイネミ・カヴェントゥによって単離されます。キニーネはご存じのように、抗マラリア薬として有名です。

ニコチンは、一八二八年にタバコの葉から単離されます。タバコの属名はニコチアナといいますが、この名前は、一六世紀にパリにタバコの種子をもちかえった駐ポルトガル大使、ジャン・ニコに因《ちな》むものです。

アトロピンは、一八三一年にドイツの薬剤師ハインリッヒ・マインによって単離されます。

このアルカロイドは、眼科領域で瞳孔《どうこう》をひらかせる目的で使用されることになりました。また、神経ガスのサリンの解毒剤としても応用されています。アトロピン系アルカロイドをふくむハシリドコロなどの根茎《こんけい》は、ロートコンと称する薬品として胃腸などの平滑筋《へいかつきん》の異常緊張をおさえる鎮痙剤《ちんけいざい》として利用されています。

コカインは、一八六〇年にアルベルト・ニーマンらによってコカノキから単離され、のちに局所麻酔作用のあることも判明します。コカインは麻薬で、コナン・ドイルも彼の書いた小説の主役シャーロック・ホームズも、コカイン依存症でした。

フィゾスチグミンは、一八六四年にカラバルマメから単離されます。カラバルマメは、アフリカの一部で、罪があるかどうかを試す神明《しんめい》裁判でもちいられていたものです。

エフェドリンは、一八八五年に漢薬、麻黄からの単離が長井長義《ながいながよし》により報告されます。エフェドリンは、気管支喘息《きかんしぜんそく》に有効なことがのちに明らかになりました。

アルカロイドとは、アルカリ（塩基性）様のものという意味です。有機化合物分子の化学構造は、いずれも炭素が連結したものを基本骨格として、そこに水素、酸素が結合していますが、なかには、窒素《ちっそ》が結合した化合物があります。それがアルカロイドです。

ただし、アミノ酸、ペプチド、たんぱく質、核酸などは、分子中に窒素が結合しているものの、これらはアルカロイドから除外されています。

これらの発見ラッシュのきっかけとなったモルヒネの化学構造が確定したのは、その単離の一五〇年後のことでした。化学構造の確定には、さらに新しいもののとらえ方と技術の進化が必要だったのです。

尿素合成で物質世界は一変

一八〇七年、そのころの化学の大家イェンス・ベルセリウスは「生気説」を提唱しています。生気説とは、「生命現象をつうじてしかつくられない物質があり、その化合物を有機化合物とする」というものです。毒や薬となるものの多くは有機化合物です。

ドイツの化学者フリードリヒ・ヴェーラーは、一八二八年に無機化合物のシアン酸アンモニウムから、有機化合物である尿素《にょうそ》を実験室でつくることに成功します。通説であった「生気説」はこれによって否定されました。

この実験の結果は、それ以後、有機化学のあり方を激変させます。

ヴェーラーの実験は、無機化合物であるシアン酸カリウムと硫酸《りゅうさん》アンモニウムの水溶液をつくり、それを加熱したものです。その結果としていったん、それぞれ無機化合物であるシアン酸アンモニウムと硫酸カリウムができるのですが、シアン酸アンモニウムにはさらに分子内変化が起こり、有機化合物である尿素が得られたのです。

この実験室における尿素合成により、ヴェーラーは「有機化学の父」とも呼ばれています。彼はこのような劇的な変化を予想していなかったかもしれませんが、ヴェーラーの尿素合成により、この地球上の物質世界は一変します。それ以後、さまざまな有機化合物が次つぎと化学合成されていくことになったからです。

アメリカ化学会が刊行している「ケミカルアブストラクツ」誌は、化合物に関する世界中の論文や特許申請を抄録《しょうろく》しているものですが、これによってその時どきの有機化合物数を知ることができます。天然由来の化合物、人工的に合成された化合物の総数は、一九八〇年には五〇〇万を数えましたが、その数は一九九〇年には一〇〇〇万、二〇〇〇年には二〇〇〇万になりました。

二〇〇五年に「ケミカルアブストラクツ」誌に登録されている化合物は二六〇〇万ほどで、そのうち約八五パーセントが有機化合物と想定されます。そうしますと、有機化合物総数は二二一〇万となります。

地球上に存在する「もの」の世界は、すっかり様変わりしたことがわかります。ヴェーラーの尿素合成は、このように地球上の一大事だったのです。現在の有機化合物の定義は、その生成に生物の関与が求められることはなく、単に炭素を骨格とする化合物の総称となっています。

これが現代のヒトを取りまく「もの」の状況です。これらの「もの」は、私たちの生活の質を向上させる化合物である一方、なかには、ヒトに害を加える目的でつくられた化合物ではないのに、結果として私たちの生活の質を落としたり、生命の危機に直面させる化合物となったものもあります。

ケクレが示した化学構造式

ある化合物、すなわち「もの」は原子によって構成されているといいますが、それはどのような構造で結びついているのでしょうか。

ドイツの化学者アウグスト・ケクレは、一八五八年に原子間の結合を線であらわし、図式化する方法を提唱します。さらに、一八六五年には、ケクレはベンゼン（芳香族炭化水素）の化学構造式を提唱しました。現在知られている有毒物質や医薬品の多くは有機化合物です。その書きあらわし方を定め、その上、多くの有機化合物の基本骨格のひとつである、ベンゼン環《かん》の化学構造を提唱することで、ケクレが毒や薬の科学の発展にはたした役割は、きわめて大きなものがありました。

ベンゼンは一分子中に六個の炭素が存在しています。そして、そのそれぞれの炭素が一個ずつの水素と結合している化合物です。原子はそれぞれ決まった数の結合の手をもっています。炭素は四本、水素は一本ずつの結合の手をもっています。ケクレは、ベンゼン環と呼ばれる亀甲形《きっこうがた》の図形に結合の手を表現しました。

このように、ベンゼンは六つの炭素がそれぞれ一個の水素と結合していますが、これらのベンゼンの六つの水素のうちの一つがヒドロキシ基に置換《ちかん》したものが、フェノールです。また、ベンゼンの六つの水素基のうちの一つがメチル基に置換したものがトルエンです。

ベンゼン環に結合した水素一個のかわりに炭素三個からなる部品が結合した化合物のひとつにケイアルデヒドがあります。ケイアルデヒドはクスノキ科のセイロンニッケイなどの樹皮の乾燥品である桂皮《けいひ》の香りの成分です。いわゆるニッキ飴《あめ》やシナモンの香りです。

ベンゼン環と炭素三個からなる化合物でも、環をまくとクマリンという化合物になります。クマリンは桜餅《さくらもち》の香りの主成分となっている化合物です。

日本が抗生物質大国になるまで

化学ということばもなかった江戸時代に、ヨーロッパの新しい潮流に反応した人物がいました。それがどのくらい画期的なものだったかは、現代まで使われている化学用語の多くが、その人物の考えだしたものであるということでもわかるでしょう。

水素、炭素、酸素、窒素、硫酸、元素、試薬、成分、燃焼、酸化、還元、温度、結晶、蒸《じょう》

留《りゅう》、濾過《ろか》、溶液、昇華《しょうか》、装置……。これらの熟語は、ぜんぶ宇田川榕庵《うだがわようあん》の造語です。

榕庵の化学書『舎密開宗《せいみかいそう》』の刊行は、一八三七年にはじまり、榕庵死後の一八四七年までの一〇年間にわたっています。元本となったのは、一八〇一年にイギリス人のウィリアム・ヘンリーの書いた化学書で、そのドイツ語訳がさらにオランダ語に訳されたものでした。

榕庵は、単にそれを訳しただけではなく、他の化学書を参考にして、日本における知識と照合し、整理したものでした。「舎密《せいみ》」というのは、化学をあらわすオランダ語のセミーを音訳したものです。よって榕庵の書物名を現代風の表現になおせば、「化学入門」あるいは「化学概論」ともなるでしょう。

鎖国の日本において長崎出島は、ヨーロッパ文化と接触できる唯一の場所でした。そこをとおして、サイエンスの精神と成果を吸収しようとした、知的日本人のひとつの成果です。

化学ということばが使われた初めのものは、一説によると、一八六一年に蕃書調所《ばんしょしらべしょ》（洋学の教育研究機関）にいた川本幸民《かわもとこうみん》によって書かれた『化学新書』です。川本幸民は、化学分野における宇田川榕庵の後継者だといえます。

幕末から明治維新の前後には、お雇い外国人と呼ばれた科学者が次つぎと来日して啓蒙《けいもう》し、その知識が明治以後の日本の科学者にひきつがれることになります。

ヨハネス・ポンペは一八五七年に、江戸幕府からの軍医派遣の要請に応じて来日したオランダの医学者でしたが、ポンペは化学についても、基礎の基礎からていねいに教えたということです。誠実な人柄で、「医師は自らの天職をよく承知していなければならぬ。ひとたびこの職務を選んだ以上、もはや医師は自分自身のものではなく、病《や》める人のものである。もしそれを好まぬなら、他の職業を選ぶがよい」ということばが残されています。

ほかにも、ポンペの後任アントニウス・ボードウィン、ボードウィンに招かれたクーンラート・ハラタマ、ボードウィンの後任コンスタント・ゲオルグ・ファン・マンスフェルト、マンスフェルトが教頭をつとめていた長崎府医学校で、予科の物理、化学、幾何学を教えたアントン・ヨハネス・ゲールツなど、日本の近代化学の父というべき人たちがいて、その功績は大きなものでした。

ここから育った日本の化学者たちは、やがては、日本を世界一の研究力と生産量をほこる抗生物質大国に押しあげることになります。

二〇一五年には北里大学特別栄誉教授・大村智《おおむらさとし》博士（じつは私の北里研究所勤務時代の上司）がアフリカの風土病であるオンコセルカ症やイヌのフィラリア症の特効薬となる抗生物質エバーメクチン、およびその化学変換物質であるイベルメクチンの発見・開発によりノーベル生理学・医学賞を受賞するに至っています。

「選択毒性」の革命って何？ エールリヒとフレミング

ワクチンによる免疫療法

化学療法や抗生物質の発見がまだなかったころに、感染症の流行を抑制することに、最初に成功したのがワクチンです。

天然痘《てんねんとう》の流行をおさえるために、エドワード・ジェンナーは、牛の天然痘である牛痘にかかった人の膿を、健康な人の皮膚を傷つけて塗りつけ、予防することを考えだします。

ジェンナーは、イギリスの開業医でしたが、医学の勉強をはじめた若いころに「牛痘にかかったものは天然痘にかからない」という話を聞いていました。それがヒントになり、後年、使用人の子どもに牛痘接種をおこない、一七九六年に天然痘予防に成功します。

この方法を種痘《しゅとう》と呼んでいます。種痘によって天然痘が予防できるのは、ヒトの体内に病原体がはいると、抗体という物質をつくりだし、そのあと同じ病原微生物が侵入してきても対抗できるようになるためです。

パスツールは、病原菌そのもののはたらきを弱めたものを使うことで、一八七九年にニワトリコレラ菌ワクチンを開発し、一八八一年に炭疽病ワクチン、一八八五年には狂犬病ワクチンの開発に成功しています。パスツールによる、これらの一連のワクチンの最初の成功は、たまたまバカンスのあいだ放置されていたニワトリコレラの培養菌を、捨てるのをやめてニワトリに接種してみたことがきっかけとなります。古くなって毒性が弱まっていたのです。

パスツールは、これに関して、「実験研究の分野では、偶然の出来事は、心の準備ができている人に味方する」と述べています。

こんにち予防接種されるワクチンには、生《なま》ワクチン、不活化ワクチン、トキソイドがあります。

生ワクチンは、ウイルスや細菌の病原性をおさえて、免疫《めんえき》がつくれるぎりぎりにまで弱めたものです。ポリオ、風疹《ふうしん》、水痘《すいとう》、おたふく風邪などの予防には生ワクチンを接種します。

一方、不活化ワクチンは、ウイルスや細菌の病原性を消失させて、免疫をつくるのに必要な成分だけをとりだしたものです。インフルエンザ、百日咳《ひゃくにちぜき》、B型肝炎、日本脳炎などのワクチンがこれです。このうち、インフルエンザワクチンは、鶏卵にウイルスを接種して培養し、そののち冷却して培養を止めます。卵で培養したウイルス培養液を採取して、精製と濃縮をくりかえし、エーテルによる不活化処理をします。これが予防接種に使われています。
さらに、トキソイドは、細菌毒素の毒性をなくし、免疫をつくるはたらきだけをとりだしたものです。ジフテリア、破傷風などのワクチンがこれです。

化学物質の医療への応用

薬の探索は、毒の探索と同じことが多いのです。たとえば、抗生物質というジャンルの医薬品がありますが、抗生物質のうち、病原菌を退治するものは、病原菌にとっては毒そのものです。病原菌に対して毒作用のあるもののうち、人体にはさほどの毒を示さないものをこの目的に使用しているにすぎません。

このように病原菌と人体とに対する毒性の異なるような作用を「選択毒性」といいます。この考え方は、結核菌を発見したドイツのコッホの弟子のパウル・エールリヒが考えだしたことでした。

エールリヒは、自らこれを「魔法の弾丸《だんがん》」と名づけました。日本では特効薬と訳しています。このことによって、一六世紀にパラケルススによって提唱された、化学物質の医療への応用が、化学革命をへて、はじめて実証されたといえます。

エールリヒは、学生時代から微細な組織の染色に興味をひかれ、生体の組織が選択的に色素で染まることに注目していました。選択毒性の考え方は、この応用です。人体の組織には結合せず、病原体の組織とだけ結合して毒性を発揮するものを探すという「選択毒性」への発想でした。

この考え方をもとに、世界初の化学療法薬であるトリパンロートを見いだしたのが、エールリヒのもとに日本から留学していた、北里柴三郎の弟子の志賀潔（じつは私が卒業した仙台市立片平丁《かたひらちょう》小学校の大先輩）でした。

さらにその応用として当時の梅毒の特効薬であるサルバルサンを発見したのが、やはりエールリヒのもとに留学していた秦佐《はたさ》八郎《はちろう》です。秦佐八郎も北里の弟子であり、志賀の弟弟子にあたります。

これらの先覚者によって、化学物質を積極的に医療に応用する道がひらけてきたのです。

ペニシリンの役割

化学療法の分野で、決定的な役割をはたす物質が、イギリスの細菌学者アレクサンダー・フレミングによって発見されました。それがペニシリンです。

フレミングは、シャーレに黄色ブドウ球菌のコロニーを培養していました。そこにどこからかまぎれこんだアオカビがコロニーをつくり、その周辺ではブドウ球菌が溶かされていました。アオカビが、ブドウ球菌の増殖を顕著《けんちょ》に抑制する物質を生産していたのです。フレミングは、この物質にペニシリンという名前をつけます。

ペニシリンは不安定な物質だったため、量産されるようになるのは後年になってからでした。ハワード・フローリーとエルンスト・チェーンがペニシリンを再発見。安定的に生産する技術を開発しました。

フレミングは、ペニシリンのほかにリゾチームという抗菌性物質も発見しています。リゾチームは、唾液《だえき》や卵白などにふくまれる、細菌の細胞壁を加水分解するはたらきをもった酵《こう》素《そ》です。現在では、食品の保存性向上のための食品添加物や、医薬品に応用されています。

ペニシリンはいまでも重要な抗生物質ですが、結核菌などには効果がありません。結核菌にも作用する抗生物質、ストレプトマイシンは、一九四四年にロシア系アメリカ人、セルマン・ワクスマンらによって発見されました。

ワクスマンらの発見したストレプトマイシンは、カビではなく放線菌《ほうせんきん》（カビのように菌糸を形成する細菌）由来の抗生物質です。最初の抗生物質がカビから採れたものですから、抗生物質はカビから採れると思われている方が多いと思いますけれども、いまは放線菌培養物から採れるものがほとんどです。抗生物質の探索に使う放線菌は、土のなかから得ます。

私どもも、放線菌をずいぶん集めました。土から、いわゆる放線菌を単離し、それらをそれぞれ別途に培養します。そして、その培養物を調べて、そのなかから、目的とする抗生物質をつくりだしている菌を選んで培養します。その培養物から当該活性物質を単離して、その化学構造を決定します。そういった研究を前述のように、私は一時期、ノーベル賞受賞者の大村智先生のもと、北里研究所でやっていました。

抗生物質のなかには、さまざまな生物活性を示すものがあり、たとえば免疫抑制剤のようなものもあります。

臓器移植したあとに使われる免疫抑制剤のなかには、タクロリムス（FK506）というような、非常にいい免疫抑制剤もわが国で発見されています。それからプラバスタチン（メバロチン）もわが国で発見された抗生物質のひとつです。そういうことで、抗生物質という系統の医薬品には、単に菌をやっつけるというだけではなくて、いろいろな可能性がありま す。

夢の新薬

それから夢の新薬といわれるものもいくつか出ました。そのひとつは、私は「あれ」だと思います。昔は、胃潰瘍《いかいよう》というと、たいへん重い病気で、手術をして胃をとってしまうようなことも多かったのです。

ある村に一人だけいた医者が、その手術が非常に得意なのかあるいは好きなのか、次から次と胃潰瘍と診断し、そればかりやっていました。そこで、その村ではみんな胃がなくなっちゃった。だから無医村ならぬ、みんな胃のない「無胃村」。ブラックジョーク以外の何ものでもないですが……。

いまはどういうことになっているかというと、商品名ガスター10という、ノーベル賞をとった医薬品の仲間があります。胃潰瘍がＯＴＣ薬（一般用医薬品）で簡単に治るようになった。これを、夢の新薬といわずして、何といえばいいでしょうか。

夏目《なつめ》漱石《そうせき》は胃潰瘍でずっと悩んで、結局はそれで命を落としています。あのとき、もしもガスター10のような薬があったら、あとどんな小説が生まれたかと思うと、少し残念なところと、科学の発展というのはそういうものかなあと思うところがあります。

第3章

ヒト、毒さえもたのしむ

食のたのしみは毒と薬のはざまにある？薬用植物とキノコ

「歳寒三友」がもつ薬効

日本人の植物好きについては、幕末に江戸を訪れたイギリス人のロバート・フォーチュンの『江戸と北京――英国園芸学者の極東紀行』（三宅馨訳　廣川書店）という本にも記述があり、彼はどこの家の前にも植物を植えた小鉢が置いてあることに驚いています。そして、そのような傾向は北京ではまったく見られなかったと書いています。

年中行事にあらわれる植物のなかには、薬用となったり有毒であったりと今日の薬用植物学の領域であつかわれている植物がとても多いのです。

正月の松竹梅は、「歳寒三友《さいかんさんゆう》」ともいい、冬の寒さに耐える植物なのでめでたいものとして慶事にもちいられます。これらのうち、アカマツやクロマツはその葉を高血圧の薬として民間でもちいられることがありますし、淡竹《はちく》（竹の子は食用）の肉の削《けず》り屑《くず》を竹茹《ちくじょ》と称し、鎮咳《ちんがい》の目的で使われたことがありました。

ウメの実は古来、烏梅《うばい》と称する黒焼きとしたものがもちいられています。中国語では烏梅を「ウーメイ」と発音することから、日本語のウメはこれを語源とする説があります。

お屠蘇の処方

屠蘇散《とそさん》は、正月に不老長寿を祝って冷酒に浸《ひた》したものを飲用します。処方は一定しませんが、一例をあげれば白朮《びゃくじゅつ》、桔梗《ききょう》、山椒《さんしょう》、防風《ぼうふう》各一、桂皮《けいひ》、大黄《だいおう》各五です。

昔は、これにトリカブト類の塊根《かいこん》から調製する烏頭《うず》を加えることがありましたが、このためにしばしば中毒した例があり、いまは入れません。

お正月のおせち料理や結納《ゆいのう》の際など、お祝いの席には昆布が使われることが多いものです。マコンブなど海藻類はヨードを大量にふくむため、海藻をよく食べる日本人には、中国の内陸部に多いといわれるヨード欠乏を原因とする疾患《しっかん》は少ないといわれます。

春の七草それぞれ

一般家庭で、セリ、ナズナ、ゴギョウ、ハコベ、ホトケノザ、スズナ、スズシロをそろえるのはたいへんになっているらしく、七草粥《ななくさがゆ》のころになると、春の七草がプラスチックパックにワンセットとなって入れられたものをスーパーマーケットで見かけます。

このなかで、ハコベの乾燥葉は塩をまぜてハコベ塩として歯磨きに使われたことがあります。また、ゴギョウ（母子草《ははこぐさ》）の全草は鎮咳薬とされ、スズシロ、つまりダイコンの根にはジアスターゼをふくみます。ちなみにスズナはカブです。

杏仁水に要注意

ひな祭りは、また桃の節句ともいいます。花屋さんの店先にモモの花が見られ、陽春の到来を感じさせるときです。モモの種子を桃仁《とうにん》といい、アミグダリンという化合物をふくんでいます。桃仁は鎮痛《ちんつう》、解毒《げどく》、緩下《かんげ》の目的でもちいられています。

同じアミグダリンをふくむアンズの種子である杏仁《きょうにん》からは、鎮咳薬とする杏仁水を調製します。杏仁水を多量に服用するとアミグダリンの分解によって発生する青酸《せいさん》による中毒があらわれ、頭がふらついたり、嘔吐《おうと》をもよおしたり、重症では意識障害、痙攣《けいれん》、呼吸障害等の中毒症状が起こります。

シロップ剤として飲みやすい杏仁水を子どもが誤って大量に服用すると危険ですから、その保管場所には十分に注意をはらってください。

薬猟から薬草刈りへ

五月五日の節句は古くは薬日《くすりび》と称し、一説には西暦六一一年のこの日に推古《すいこ》天皇が薬猟《くすりがり》をしたことにはじまるという、薬にゆかりのある日でした。薬といっても当初は主として雄鹿の柔らかい角《つの》、すなわち漢方でいう鹿茸《ろくじょう》をとる行事でした。

しかし、仏教の流行とともに殺生《せっしょう》を忌《い》むようになり、しだいに中国の薬猟にならって薬草採集になったといわれます。このころは、ヨモギを採取するにも適当な時期です。

ヨモギは草餅に利用するほか、葉を艾葉《がいよう》と称して漢方でもちいます。また、お灸《きゅう》のもぐさの材料にも使われます。

ヒガンバナのミステリ

ヒガンバナは、江戸時代には救荒《きゅうこう》植物（山野に自生し、凶作《きょうさく》のときに食用になる）のひとつとされ、その球根をつぶし、水にさらして有毒成分をのぞいて得られたでんぷんを食べたそうです。

数年間植えっぱなしにしておいたヒガンバナを掘り起こしてみると、球根の上に球根が重なるくらいにぎっしりとふえることから、なるほどこれは食えるほどふえると妙な感心をしたことがあります。

ただし、球根をつぶしたあとのさらし方が不十分だったために、球根にふくまれる有毒成分による中毒事故もひんぱんに起きていたようですから、食料の豊富な現代、けっして食べてみようなどとは思わないでください。

じつは過去にヒガンバナがお墓に植えられたのは、この花が美しいばかりでなく、この植物の球根にはリコリンなどの有毒アルカロイドをふくむため、土葬された遺体を野犬などに荒らされないようにする知恵であったとの説もあります。

ヒガンバナの球根は、漢方では石蒜《せきさん》といいます。かつて催吐《さいと》薬《やく》や去痰薬《きょたんやく》としてもちいられたことがありますが、いまは使われません。観賞するには問題ないと思いますが、その毒性からみだりに口に入れるものではないと思います。

なお、ヒガンバナの球根から得られるアルカロイドのガランタミンは、二〇一一年三月からアルツハイマー型認知症の薬として使用されるようになりました。

薬用として名高い秋の七草

秋の七草のハギ、ススキ、クズ、ナデシコ、オミナエシ、フジバカマ、キキョウ（アサガオ）のうちクズ、ナデシコ、オミナエシ、フジバカマ、キキョウは薬用植物としても名高いものです。

すなわち、クズは葛根湯《かっこんとう》に用いられる葛根の基原植物であるし、ナデシコの種子は瞿麦子《くばくし》として利尿《りにょう》の目的で使われます。

また、オミナエシの全草または根は敗醤《はいしょう》と称して利尿などの目的で、フジバカマは蘭草《らんそう》と称し、乾燥品には香気があって浴湯料とされ、利尿の目的でももちいられます。

さらに、キキョウの根は、桔梗根《ききょうこん》と称して去痰薬となります。

菊酒から除虫菊まで

菊は自然条件下で栽培しても、夏菊から寒菊まであり、いまは、これに開花調節を加えることにより、一年中切り花として出まわるようになりました。しかし、観賞菊は、夏菊などの例外を除いて一般に、日が短くなることにより花をつける植物ですから、秋を感じさせる花といえましょう。

観賞用に育てられている菊の原植物は、奈良時代以後に遣唐使《けんとうし》により中国からもたらされました。ちなみに、奈良時代末に成立した『万葉集』にはたくさんの植物が出ているのに、菊を詠《よ》んだものは一首もありません。

菊は古くは不老長寿の妙薬《みょうやく》とされ、平安時代の貴族は薬園にて栽培していました。また、重陽《ちょうよう》の節句（陰暦九月九日）には、菊の花びらを浮かべた菊酒を飲んで長寿を祝う習《なら》わしが、中国の後漢にはじまっています。

ジョチュウギク（除虫菊）も菊の仲間です。ジョチュウギクには殺虫成分であるピレトリン系の化合物をふくむため、蚊取り線香や殺虫剤の原料に応用されました。

あやしいキノコ

秋はキノコ狩りのシーズンです。日本はキノコの種類の豊富な国で、しかもいろいろなキノコを食用とする習慣のあることから、秋の味覚としてもキノコの存在は楽しみです。

この時期になると気にかかり、心を痛めるのが、毒キノコによる中毒のニュースです。ワライタケ、アセタケ、オオワライタケ、タマゴテングタケ、イッポンシメジ、ツキヨタケ、ドクササコなど、よく知られている毒キノコでもくりかえし中毒が起きていることはたいへんに残念なことです。

これらのキノコの有毒成分は、サイロシビンなどのアルカロイドやファロイジンなどのペプチド系化合物、そのほか多種にわたります。

巷《ちまた》では、毒キノコの見分け方として、縦に裂けるものはだいじょうぶだとか、虫がついているのは食べられるとか、色の地味なものは毒がないとかいわれていますが、これらのすべてに例外があります。

毒キノコの中毒といっても、吐き気や腹痛でおさまるものから、死に至るものまでさまざまです。あやしいキノコはけっして口にしないようにしてください。一九九三年の八月には、中国からの留学生の親子が、名古屋の東山植物園内にて採取したキノコ（おそらくドクツルタケかシロタマゴテングタケ）を食べて中毒死するという痛ましい事件が起きてしまいました。

先にあげた毒キノコのうち、ドクササコは、食べたときには何も起こらないのですが、数日たってから手足の先が腫《は》れあがって痛みはじめ、この腫れと痛みが一ヵ月以上も続くという恐ろしい毒をもったキノコです。

フランスにおいては、薬剤師の職能のひとつとして毒キノコの鑑定もあり、薬局に鑑定をもちこめるそうですが、日本でもなんとかならないものでしょうか。

ハエトリシメジからはトリコロミン酸と命名されたアルカロイドが単離されています。トリコロミン酸には旨味《うまみ》があるために、蠅《はえ》が好んでなめ、そして死んでしまうという興味深い性質をもっています。

毒キノコのなかには、ヒトヨタケのように、ふつうに食べると毒性があらわれないものの、アルコール飲料とともに食べると悪酔いする、というおもしろい毒性のあらわれるものもあります。

ヒトヨタケにふくまれる有毒物質であるコプリンは、体内で分解して、1－アミノシクロプロパノールとL－グルタミン酸が生成し、前者はアルコールの代謝《たいしゃ》で生成するアセトアルデヒドを酢酸《さくさん》に代謝する酵素の活性を阻害《そがい》します。

このことにより、アルコールとともにこのキノコを摂取《せっしゅ》した人の体内にはアセトアルデヒドがたまり、アセトアルデヒドは悪酔い（二日酔い）の原因物質ですから、通常ではどんなうわばみの人でも悪酔いするわけです。この成分はキノコの毒成分のひとつではありますが、このキノコの毒ももしかしたら嫌酒薬のようなかたちで応用され得るものかもしれません。

死に至るギンナン!?

保存がきくので、秋の味覚とはいえないかもしれませんが、秋深くなるとギンナンがとれます。ギンナンの外側の部分、すなわち、イチョウの外種皮には、かぶれる成分がはいっています。

一方、ギンナンの食べる部分には、ギンコトキシンというアルカロイドがふくまれています。ギンコトキシンは、脳内の鎮静性の脳神経伝達物質であるGABA（ギャバ）の生合成に必要な補酵素《ほこうそ》である、ピリドキシン（ビタミンB_6）の活性を阻害する作用を有しています。

幼児がギンナンを大量に食べて死亡した例があります。ギンナンは昔から「歳の数以上食べるな」といわれています。この諺《ことわざ》はとくに幼児には大切なことをいっていると思います。たとえば五歳の子どもは五粒以上のギンナンを食べるなということです。大人においても、四〇歳代の女性がギンナン六〇粒ほどを食べて救急搬送された例があります。ただし、この方が四〇粒までにしておいたら無事であったかどうかは保証がありません。

現在、ギンコトキシンによる中毒の治療にはビタミンB_6の大量投与がおこなわれています。

嗜好品がもつちょうどよい毒とは？アルコールとコーヒー

百薬の長にするか、毒にするか

祝い事の宴席にも、弔事《ちょうじ》の精進落《しょうじんお》としにも酒が出されます。仕事が終われば、ほっとくつろいで一杯、気がふさぐやりきれないときにもやはり酒。プロスポーツの世界でも、緊張が最も高まった最終決戦に勝てば、歓喜のシャンパンかけやビールかけと、ヒトの世界はどうにも酒なしでは、区切りがつかないようです。

酒の種類には日本酒、ビール、ワイン、焼酎、ウォッカ、テキーラ、ウィスキー、ブランデー、老酒《ラオチュー》、コニャックなどいろいろありますが、酔わせる成分はどれも同じで、エチルアルコール（単にアルコールともいいます）です。

アルコールは、アルコール脱水素酵素によってアセトアルデヒドになります。アセトアルデヒドは毒性が強く、末梢《まっしょう》血管の拡張、心悸《しんき》亢進《こうしん》、悪心《おしん》、嘔吐、頭痛、血圧降下などをひき起こします。

アセトアルデヒドは、さらにアルデヒド脱水素酵素によって代謝され、毒性の低い酢酸《さくさん》になります。飲みすぎてアセトアルデヒドが体内に残れば、悪酔い、二日酔いとなります。

このプロセスで必要な、アセトアルデヒドを酢酸に変換する酵素が欠損している人もおり、いわゆる下戸《げこ》といわれる人たちが、それにあたります。

このような人は、少量のお酒でも、すぐに体内にアセトアルデヒドが蓄積してしまい、不快な思いをしたり、場合によっては死に至ります。酒は百薬の長でもあり、毒物でもあるわけです。

「火入れ」とパスツーリゼーション

どのお酒も、酵母《こうぼ》という微生物のもっている酵素によるアルコール発酵《はっこう》によってつくりだされます。酒造技術が進歩したのは、一四〜一五世紀といわれますが、アルコール発酵の原理が発見されたのは、二〇世紀になってからで、発見者はエドゥアルト・ブフナーです。

ブフナーは、酵母の成分研究のために、酵母に砂をまぜてすりつぶし、これに防腐剤として濃度の濃い糖液を加えたところ、酵母が盛んに炭酸ガスを発生させながら、アルコールをつくりだしていることに気づきました。これが「細胞なしの発酵現象」の発見です。

最も単純な醸造法《じょうぞうほう》をとっているのは、ワインです。ブドウをつぶしてブドウ液を得れば、ブドウ液に大量にふくまれるブドウ糖は、周辺に存在する酵母によるアルコール発酵によってアルコールに変化していきます。ワインは聖書にもあるように、古い歴史をもっています。ビールの醸造には、大麦を発芽させて麦芽《ばくが》とし、大麦にふくまれる澱粉《でんぷん》を麦芽糖に変換したものをアルコール発酵に使います。

ビールの醸造はピラミッドの壁画にもあるほど古い歴史をもっていますが、大昔のビールの味は現在のビールとは違っていたはずです。なぜならば、ビールにホップを使うようになったのは、一四世紀からと思われますから、古代エジプトのビールには、独特の苦味《にがみ》はなかったでしょう。かつてのビールは、種々の薬草を浸して強壮薬《きょうそうやく》として飲まれてきました。

日本酒の醸造では室町時代の末、「火入れ」という技術が開発されました。醸造中に望ましくない微生物が増殖して酒造りが失敗するのをさけるために、発酵の終わった日本酒に対し、比較的低温で短時間加熱処理をするのです。

その温度は、杜氏《とうじ》の勘《かん》によるとされますが、五〇度から六〇度と思われます。前述のように、ワインなどを比較的低温で短時間処理して、微生物の繁殖をおさえることを「パスツーリゼーション」といいます。これはルイ・パスツールによって一八六六年に考案されたものですが、この手法はまさに「火入れ」と同じです。

一六世紀にすでに「火入れ（＝パスツーリゼーション）」の技術をもっていたわが国の杜氏のワザには驚きます。

発酵と腐敗の関係

発酵と腐敗《ふはい》の関係は、薬と毒の関係とよく似ています。発酵も腐敗も微生物による生命活動ですが、微生物のはたらきにより、ヒトの生活や健康の役に立つものがつくりだされた場合を発酵といい、逆に不快な臭気《しゅうき》をもつ化合物やヒトに腹痛を起こさせるようなものがつくりだされた場合を腐敗といっているにすぎません。

日本では、なれ鮨《ずし》や、くさや、へしこ、塩辛《しおから》など、魚介類を原料とした種々の伝統的な発酵食品が味わえます。発酵食品は世界中にあり、腐敗のもとになる雑菌の繁殖をおさえて、保存性を高める効果もあります。

味噌《みそ》は、大豆、麦、米などに麹《こうじ》や塩を加えて発酵させます。アミノ酸や有機酸が旨味をかもしだします。一方、醤油《しょうゆ》も、大豆や小麦を原料として、醸造技術を使って製造します。アミノ酸成分が独特の香りをつくりだします。

納豆は、大豆を納豆菌で発酵させます。独特の香りを出すアルカロイドなどがつくられると同時に、生成したアミノ酸が旨味を出します。

かつおぶしは、カツオの身を天日干《てんぴぼ》しするときに、カツオブシカビを噴霧《ふんむ》繁殖させます。独特の旨味をもつアルカロイドが生成・濃縮されます。

塩辛は、魚介類の身や内臓に、塩、麹を加えて発酵させます。塩辛はアミノ酸などの旨味成分を多くふくんでいます。

カフェインの毒性

世界各地に喫茶の習慣が見られ、そのなかでお茶、コーヒー、ココアを世界の三大飲料といいます。この三系統の嗜好品《しこうひん》飲料は、原料は異なっていますが、ふくまれている成分はいずれも同じで、カフェイン系のアルカロイドです。

カフェインにはけっこう強い毒性があり、アメリカでは、大量のカフェイン服用による自殺の例があるということです。体重六〇キログラムの人では、だいたい七・八グラムが死に至る可能性のある危険量と考えられます。

各種の飲料にふくまれるカフェイン量から、一気にどれだけ服用すると致死量になるかを計算すると次のようになります。とても飲める量ではありませんが、参考のために。

コーヒーには、一リットルあたり六〇〇ミリグラムのカフェインがふくまれますから、おおむね一三リットル飲むと危険です。

ココアには、一リットルあたり三三〇ミリグラムのカフェインがふくまれ、二四リットルほど飲むと危険です。

玉露《ぎょくろ》には、一リットルあたり一二〇〇ミリグラムのカフェインがふくまれますので、六・五リットルを一気に飲むと危険です。

煎茶《せんちゃ》には一リットルあたり二〇〇ミリグラムのカフェインがふくまれ、三九リットル飲むと危険です。

紅茶には、一リットルあたり三〇〇ミリグラムのカフェインがふくまれ、二六リットル飲むと危険です。

チャの原産地は、中国の雲南省《うんなんしょう》付近ですが、臨済宗《りんざいしゅう》の祖・栄西《えいさい》のあらわした『喫茶養生記』によれば、栄西が宋《そう》から種をもちかえって栽培したとされています。わが国にはいってきたのは栄西が宋から帰国した一一九一年ではないかと思われます。

この書物の序の書きだしには、「茶は末代養生の仙薬、人倫延齢の妙術なり」とあります。茶には不老長寿の作用があると信じられていたのです。また禅僧が坐禅をするときに、眠気を覚ます効果があることも、同書に記《しる》されています。この覚醒《かくせい》効果を示す主成分がカフェインです。

なお、これは一般的なお茶とは別の話ですが、ジャマイカの住民に、肝機能障害をもつ患者が多いことがわかり、これが現地のお茶と関係していることがわかりました。この地では、藪茶《やぶちゃ》といって、近くに生えている植物を適当にとってきて飲む習慣があります。

それらの植物を調べると、ノボロギクの仲間がまざっていました。ノボロギクの仲間には、肝毒性のあるピロリチジン系のアルカロイドのセネシオニンなどがふくまれています。

瞑想の秘薬

コーヒーは、アフリカ原産のコーヒーノキの種子から調製します。コーヒーは、エチオピアで発見され、六〜九世紀ころにアラビア半島に伝わります。当初はつぶした実をまるめたものや、生の豆を煮だした汁が飲まれていましたが、一三世紀ごろに焙煎《ばいせん》がおこなわれるようになります。

当時は、宗教者が瞑想《めいそう》の折に秘薬として飲まれていたようで、一般の人に飲まれるようになったのは、一五世紀になってからです。トルコへは一五世紀に、そしてヨーロッパには一七世紀に伝わります。

わが国にコーヒーが伝わったのは、長崎の出島《でじま》にオランダ商人が、自家用にもちこんだのがはじまりとされ、本格的に輸入されるようになるのは、日米修好通商条約が締結された一八五八年以降のことです。

ココアは、中南米産のカカオノキから調製されます。種子を発酵させたあと、種皮と胚芽《はいが》を取りのぞいて、すりつぶしたものに、砂糖、牛乳、お湯を加えた飲料です。一般に食品の原材料としてはカカオ、飲料としてはココアと呼んでいます。

カカオに多くふくまれるテオブロミンは、アルカロイドの一種で、チョコレートやココアの苦味成分となります。ヒトは、テオブロミンを代謝する酵素を十分にもっていますが、イヌは、このアルカロイドの代謝速度が遅いために中毒を起こすことがあります。

小型犬が、五〇グラム程度のチョコレートを食べると、消化不良、脱水症状、過度の興奮を示すことがあります。ひどいときには、癲癇《てんかん》のような発作を起こし、死に至ることもあります。

ニコチン中毒と禁煙令

嗜好品のタバコは、ナス科のタバコの葉を乾燥させて、加工したものです。中世ヨーロッパでは、頭痛、歯痛、疫病《えきびょう》に効果があると信じられていました。タバコの葉には、大量のニコチンがふくまれますが、ニコチンは昆虫にとっては接触毒です。硫酸《りゅうさん》ニコチンとして抽出されたものを、農業用殺虫剤の原料としています。

ニコチンには、特有の臭気と苦味があります。ニコチンの毒性により、ヒトの場合、体重一キログラムあたり一から四ミリグラムで中毒症状を起こし、硬直性の痙攣、呼吸停止と心臓麻痺《まひ》により死亡することもあります。

紙巻きタバコ一本には、約一六から二四ミリグラムのニコチンがふくまれていますから、小児ではタバコ約一本、成人でも二から四本にふくまれるニコチンで命にかかわる可能性があるということになります。

ニコチンは水によくとけるので、子どもがあやまって飲みこんでしまった場合、あわてて水や牛乳で吐かせようとするのは、かえって危険です。

ヨーロッパにタバコをもたらしたのは、コロンブスです。水夫たちは、カリブ海の原住民が見知らぬ草を乾燥させて、巻いて吸っているのを見て、その植物と、使い方を教わりもちかえります。

日本にタバコが伝わったのは天正《てんしょう》年間といわれ、ポルトガルかスペインの貿易船、すなわち南蛮《なんばん》貿易によってもたらされたと思われます。もしかしたら、東南アジアで栽培させたタバコを万能霊薬と銘《めい》打って日本人に売りつけたとも考えられます。

禁煙令が日本で最初に発せられたのは、江戸時代の一八〇七年です。翌一八〇八年にも布告されています。さらに一八〇九年には江戸城内での禁煙令が出されます。いまのように、健康の害を説いての禁煙ではなく、火災のおそれからです。

毒とみなされていたものから、食品や薬としてもちいられるようになったものは多くありますが、タバコはそれとは反対です。益のあるものとして考えられていたのが、毒とみなされるようになった稀有《けう》な例といえます。

タバコ由来の健康を害する化合物として、ニコチンのほかに、発癌《はつがん》作用のあるベンツピレンも知られています。

ヒトの情熱をかきたてる香辛料の本性は？　辛味と旨味

トウガラシの登場

新大陸の発見は、香辛料《こうしんりょう》を求める旅でもありました。そこから未知の地球をめぐる、大航海時代がはじまります。トウガラシは中南米の産で、それを最初にヨーロッパにもちこんだのは誰あろうコロンブスでした。

トウガラシの辛味《からみ》の主成分は、アルカロイドの一種であるカプサイシンです。このカプサイシンは、けっこう毒性が強いものです。とはいえ、通常の使用料ではまったく問題ありませんが……。

トウガラシの生薬名を、蕃椒《ばんしょう》といいます。これは蕃の国の椒という意味で、胡椒《こしょう》が胡の国の椒であるというのと同じく、渡来した香辛料といった意味です。また、トウガラシを「唐辛子」と書くことから、あたかも唐から伝わったようなイメージがありますが、中国大陸にトウガラシが伝わるのは、わが国よりあとのことです。

日本薬局方《にほんやっきょくほう》（医薬品に関する品質規格書）には、トウガラシやトウガラシ末、トウガラシチンキなどとして収載されており、トウガラシチンキは皮膚刺激剤として、筋肉痛、痘瘡《とうそう》、凍《とう》傷《しょう》（第一度）、育毛に応用されるとしています。

私が子どものころ、魚の行商で自宅を訪れるおばさんが、長靴のなかに稲わらとトウガラシを入れていたのが印象的でした。こうすると、霜焼けにならないと聞きました。トウガラシには防虫効果や殺菌効果も期待され、書物やひな人形の保存、そして、米の保存にも応用されています。

トウガラシは、一味唐辛子や七味唐辛子のかたちで調味料としても応用されています。一味唐辛子は、もちろんトウガラシだけを使用しているものですが、七味唐辛子の配合には種々あるようです。

大手食品メーカーのエスビー食品の社員は、自社の七味唐辛子の配合を「カラゴケノアサチンサン」と覚えているそうです。「カラ（唐辛子）・ゴ（胡麻）・ケ（ケシの実）・ノ（海苔）・アサ（麻の実）・チン（陳皮《ちんぴ》＝ウンシュウミカンの皮の乾燥品）・サン（山椒）」です。

七味唐辛子はわが国で生まれた調味料の傑作《けっさく》といえましょう。

ラー油は、トウガラシを加熱した植物油で抽出してつくった調味料です。タバスコもトウガラシを原料としてつくられています。ただし、タバスコはトウガラシの仲間でも辛味の強い種のアフリカトウガラシを材料としています。

ヒトの味覚として、甘味・塩味・酸味・苦味・旨味が知られ、総合して五味といいますが、この五味のなかに辛味はふくまれません。辛味を感じるのは味覚ではなく痛覚なのです。辛いものをたくさん食べた翌朝の排便時に、お尻が辛かった（？）という経験をされた方も多いのではないでしょうか。辛味は痛覚なので、味蕾《みらい》のないお尻でも辛味は感じるというわけです。

トウガラシはナス科の植物です。ナス科の植物には重要かつ興味深いものが多く、ほかにも、ジャガイモやトマト、ナス、タバコ、クコ、ホオズキなどはナス科の植物です。有毒植物として名を馳《は》せていて、同時に医薬原料にもなっているハシリドコロや、チョウセンアサガオ、ベラドンナ、マンドレイクなどもナス科の植物です。

韓国へのトウガラシの伝来は、日本から入ったという説が有力です。そのため韓国では、トウガラシのことを倭辛子《わがらし》ということがあるといいます。

トウガラシの朝鮮半島への伝来は、豊臣秀吉の軍隊が一五九二年・九七年に朝鮮半島に出兵《しゅっぺい》したときに、目つぶしの武器、霜焼《しもや》け予防のために持参したことによるといいます。

韓国のキムチといえば、トウガラシの効《き》いた漬け物というイメージがありますが、もともとのキムチとは単なる白菜漬けのことで、トウガラシは使わなかったようです。一六七〇年に彼《か》の地で出版された『飲食知味方』なる料理書にも、まだトウガラシの入ったキムチの記載はないといいます。

インドには一六世紀にもたらされます。それ以前のカレーの辛味はコショウによるものでしたが、以来、インドカレーの辛味はトウガラシによるものとなりました。

コショウの出番

コショウは、ヨーロッパのさまざまな料理に使用されることによって、逆にコショウの存在のゆえにつくりだされたり、影響を受けたりした料理も多く出現したといいます。香辛料あるいは生薬として使われているコショウは、薬と食物の接点を見る際にもたいへんに興味深い植物であるといえます。

コショウの辛味の主成分は、アルカロイドの一種であるピペリンです。ピペリンの化学構造は、トウガラシの辛味の主成分であるカプサイシンとよく似ているところがあります。いずれも分子内に窒素《ちっそ》をふくみ、アルカロイドと称する一群の化合物に属するほか、アミドと称される部分結合も共通に有します。

ピペリンには、抗菌・防腐・防虫作用もあり、冷蔵技術が未発達であった過去には、肉食文化の料理に欠かすことのできないものでした。そのために、コショウを求めて大航海時代をまねくほどでした。

コショウは、トウガラシよりも、はるかに古い時代にシルクロードを経て、わが国に伝わりました。わが国にコショウがもたらされたのは、遅くとも奈良時代のことです。室町時代の末になってからわが国にもたらされたトウガラシと比較すると、かなり古いということになります。

正倉院《しょうそういん》の『種々薬帳《しゅじゅやくちょう》』に記された生薬《しょうやく》のなかには、「胡椒」もあります。その奉納量は三斤九両。約七九四グラムにあたります。この「胡椒」は四・三グラム（一五二粒）が現存しています。

コショウは肉料理に合う香辛料であったためか、一般に肉食をしなかったわが国においては、ヨーロッパにおいて狂奔《きょうほん》したほどの香辛料となることはなかったようです。

なお、九州の北部や長野県北部などでは、トウガラシのことをコショウと呼び、九州北部で製造される柚子《ゆず》胡椒はトウガラシを使ってつくります。この地では、コショウのことは「洋胡椒」と呼んで区別しているといいます。

コショウは、コショウ科に属するインド南部原産の蔓《つる》性の常緑樹です。高さは五～一〇メートルに達することもあり、その葉はハート形をしていて肉厚です。発芽から三年ほどで実をつけはじめ、一五～二〇年ほどのあいだ、収穫することができます。一般にはコショウの増殖は種子からではなく、挿《さ》し木によるといいます。

現在では、インドや西インド諸島、南米の各地で栽培されており、直径四、五ミリほどの丸い果実を香辛料として使用します。一本の蔓からの年間収量は二キログラム程度です。

いわゆる黒コショウと白コショウは、いずれも同じ木から得られます。ほとんど赤みのさしていない未熟な果実を摘《つ》み取り、丸ごと天日または乾燥機で乾かしたものが黒コショウで、白コショウは、果実が赤黒く完熟してから摘み、水につけて両手で強くこすって、外の柔らかい果肉をのぞいたものです。

白コショウの辛味は黒コショウより弱いものの、香りは高く、わが国では一般にはこちらのほうがよく使用されます。辛味成分は果肉にとくに多く、芳香性精油は主に種子中に見られるといいます。

黒コショウはとくに牛肉との相性がよく、白コショウは魚肉との相性がいいとされています。また、黒コショウは肉食文化の国々では食品の保存に役立つスパイスとしても多用されました。

コショウは風味が失われやすく、とくに挽《ひ》いたあとはすぐに香りが逃げてしまいます。そのため、コショウの風味をたのしみたいのであれば、粒のままで保存しておき、使用のたびに挽くのがよいとされます。よく黒胡椒がミルと一体化した容器に入れられ、テーブルに置かれるのはそのためです。

わが国で、コショウが香辛料として広く使用されるようになったのは、第二次世界大戦後です。食卓に置いたりして一般に広く使われている「粉《こな》コショー」は、辛味の強い黒コショウと、香りの高い白コショウをブレンドしたものです。七味唐辛子と同様に、世界に例を見ない日本人ならではの発明であるといえましょう。

サンショウの香り

サンショウは、漢字では「山椒」と書き、わが国原産の植物から調製される香辛料です。葉や果実には、独特の芳香と辛味があり、新芽と若い葉は「木の芽」と呼ばれ、香りが強く、吸い口や和《あ》え物などに使われます。

成熟した果実から、種子をのぞいて粉末にしたのが粉山椒《こなざんしょう》で、焼き鳥やウナギの蒲焼きにはなくてはならない香辛料となっています。私たちが、サンショウというとまず思い出すのがおそらく鰻重《うなじゅう》でしょう。

サンショウは香辛料として使われるほか、生薬としても使われており、日本薬局方にも収載されています。サンショウには舌がしびれるような独特の辛さがありますが、それは、サンショウの辛味成分に麻痺作用があるためです。

サンショウの辛味の主成分は、アルカロイドのサンショオール類の化学構造は、コショウの辛味主成分であるピペリンや、トウガラシの辛味の主成分であるカプサイシンとも、よく似ているところがあります。すなわち、いずれも分子内に窒素をふくんでおり、アルカロイドと称する一群の化合物に属します。また、アミドと称される部分結合も、共通に有します。

異なる植物から得られたものなのに、辛味のある成分として得られた化合物の化学構造に共通性があるとは、とてもおもしろいことだと思います。

現在、サンショウは医薬としては、芳香性苦味健胃薬《ほうこうせいくみけんいやく》として苦味チンキの原料とします。その粉末は配合剤（胃腸薬）として用いられます。

お料理には、サンショウの葉を手のひらの上でパンとたたいて、タケノコ料理や田楽《でんがく》に使ったりします。家内の両親がまだ元気だったころ、仙台市内北部の実家に遊びにいくと、庭のサンショウの葉を集めてきて、サンショウ味噌をつくって持たせてくれたのを思い出します。義父が押さえているすり鉢に味噌とたくさんのサンショウの葉を入れ、砂糖やみりん、そしてお酒を加えて、義母がすりこぎでごりごりと……、それはおいしく懐《なつ》かしい日本の味でした。

神武天皇《じんむ》の御製《ぎょせい》（天皇がつくる詩文や和歌）として『古事記』に「厳々《みつみつ》し　久米の子等が垣下《かきもと》に　植ゑし椒《はじかみ》　口疼《くちひひ》く　吾は忘れじ　撃ちてし止まむ」という一文があります。ハジカミとはサンショウの古名です。サンショウは、少なくとも『古事記』の成立した西暦七一二年には、すでに知られていたということになります。

わが国における古くからの香辛料といえば、サンショウの果皮や葉のほか、ゴマやエゴマ、ワサビ、ショウガ、シソ、タデ、そしてミョウガなどがあげられましょう。

一方、『魏志倭人伝《ぎしわじんでん》』には、「日本には、ショウガや柑橘類、サンショウ、ミョウガがあるのにおいしく食べることを知らない」という記述があるのだそうです。湯浅浩史《ゆあさひろし》氏は、著書の『植物ごよみ』（朝日新聞社）において、それは、こういう香りをたのしんだりするためにごく少量だけ使う日本人（倭人）の使い方を理解できなかったからではないかと述べています。

湯浅氏は、その謎は中国で本場の麻婆豆腐《マーボー》を食べたときに解明できたとか。サンショウは麻婆豆腐にもつきものですが、中国四川省《しせんしょう》の本場物の麻婆豆腐では、料理の上にサンショウの粒が山盛りとなっていたというのです。

ひょっとしたら、このように大量に使うことを『魏志倭人伝』の筆者はわが国で見なかったので、これらをおいしく食べることを知らないと判断したのではないかとおっしゃるのです。なるほど、もしかしたら、あたっているかもしれません。

両生類《りょうせいるい》にサンショウウオという生物がいますが、この名前は、そのイボに触れるとサンショウに似た匂いの液を皮腺から発するからだそうです。食通としても知られる北大路魯山人《きたおおじろさんじん》は、「サンショウウオを食べるためにさばくと、山椒の芳香が、厨房《ちゅうぼう》からまたたく間に家中にひろがり、家全体が山椒の芳香につつまれてしまった。おそらく山椒魚の名はこんなところからつけられたのだろう」と『魯山人味道《みどう》』（中公文庫）に書いています。

このときさばいたサンショウウオの大きさは二尺くらいとありますから、オオサンショウウオ（ハンザキ）のことでしょう。現在、オオサンショウウオは特別天然記念物ですから、食するなどということはとてもできません。関東大震災の前の話だそうです。

ショウガの生薬力

ショウガには辛味成分が〇・六〜一・〇パーセントふくまれており、その主成分は[6]-ギンゲロールです。トウガラシやコショウ、サンショウの辛味成分であるカプサイシンや、ピペリン、サンショオールは、分子のなかに窒素が入っているアルカロイドと称される一群に属する化合物でしたが、[6]-ギンゲロールの分子には窒素をふくまず、アルカロイドではありません。しかしながら、化合物全体の骨格が、トウガラシの辛味主成分であるカプサイシンやピペリンと驚くほど似ていることは、とても興味深いことだと思います。

ショウガは、漢字では「生姜」または「生薑」などと書きますが、生薬の世界では「ショウキョウ」と読み、カタカナ書きで日本薬局方にも記載されています。

市場に出ているショウキョウは、コルク皮をはぎ、そのまま、または縦《たて》に割り、石灰《せっかい》をまぶして速《すみ》やかに乾燥させて調製したものです。同じ材料を湯通し、または蒸《む》したのちに乾燥させたものは、カンキョウ（乾姜）という生薬名であつかわれています。カンキョウも日本薬局方に収載されています。

ショウガには、身体を内側からあたためる作用や、消化器に対する作用のほか、矯味《きょうみ》作用（薬を飲みやすい味に変える作用）なども期待され、漢方薬のうち、風邪薬、健胃消化薬、鎮吐薬、鎮痛薬とみなされる処方を中心に高い頻度《ひんど》で配合されています。

江戸時代の寺島良安《てらじまりょうあん》によりまとめられた『和漢三才図会《わかんさんさいずえ》』では、「風邪を除き、咳嗽（せき）・嘔吐を止める」とあります。

日本薬局方では、その粉末をショウキョウ末（生姜末）と称し、芳香辛味健胃薬として配合剤（胃腸薬）の原料とします。なお、中国では乾燥処理をしていない根茎（いわゆるヒネショウガ）を生姜（鮮姜）として、乾燥させたもの（乾生姜）と区別しているようです。すなわち、中国における乾生姜が日本薬局方の生姜に該当します。

漢方では、茯苓沢瀉湯《ぶくりょうたくしゃとう》のようにヒネショウガ（乾燥させていないショウガ）のみを使う処方もあれば、カンキョウに限る人参湯のようなものもあります。さらには、ヒネショウガとカンキョウの双方を配合する生姜瀉心湯もあります。

これら以外の多くの処方では、いわゆるわが国でいうショウキョウを用いており、有名な葛根湯《かっこんとう》にもショウキョウが配合されています。ちなみに、葛根湯に配合される生薬は、葛根、麻黄《まおう》、大棗《たいそう》、生姜、桂皮《けいひ》、芍薬《しゃくやく》、甘草《かんぞう》です。

ヨーロッパでも大量のショウガが使われていますが、実際には家庭で消費されるよりも、大部分はパンや菓子の工場でジンジャーブレッドやジンジャービスケットに使用され、また、肉の加工品やスープ、ピクルスなどに使われています。さらには、ジンジャーエールなどのショウガ入りのソフトドリンクにも多く使われています。

ショウガはおもにその根茎を食用とし、独特の芳香と辛味があることから、紅生姜やお寿司屋さんのガリなどとしてもよく使われます。カツオの刺身にもとてもよく合います。さらには魚料理の臭みをとるはたらきもあります。

ショウガは、ショウガ科に属する多年草で、インド原産ともいわれていますが、中国雲南省説もあり、さらには、タイのチェンマイの山奥にもショウガの自生地があるとのこと。諸説ありますが、ほぼ、熱帯アジア原産であることはまちがいなさそうです。

わが国には古く伝来したようで、奈良時代の天平《てんぴょう》年間の古文書《こもんじょ》にはすでにショウガについての記載があるといいます。つまり、わが国には四世紀ころには渡来したのではないかといわれています。そんなに古い時代に交易がおこなわれたのかと思われるかもしれませんが、ベニバナ（紅花）も遠くエジプトの地からわが国に三世紀までには渡来していたことが最近明らかになっていることを思えば、べつに不思議ではないでしょう。

中国では、紀元前一六八年ごろに死亡した長沙《ちょうさ》国の丞相《じょうしょう》（君子を補佐する大臣）夫人の棺《ひつぎ》が、一九七二年に湖南省《こなんしょう》で完全な状態で発見されましたが、その棺のなかには、ショウガや桂皮、サンショウなどがいっぱい詰まった陶器の壺《つぼ》が入っていたとのことです。この発見によっても、ショウガは古くから重要な産物であったことがわかります。

ショウガは、『神農本草経』にも、乾姜が中薬（または中品ともいいます）に掲載されています。このことも、ショウガがたいへんに古くから使われてきたことの証左《しょうさ》になると思います。

ミョウガの俗信

ショウガと名前も姿も似ている植物に、ミョウガがあります。わが国の山麓《さんろく》の陰地にも、野生化していますが、本来は熱帯アジアの原産で、古く日本にはいり野生化したものと考えられます。

ショウガは高温多湿を好みますが、ミョウガのほうはかなりの低温にも耐え、東北地方の仙台市内においても十分露地《ろじ》栽培で育ちます。日陰でよく育つことから、庭の片隅に数株植えておくと、やがて鱗片葉《りんぺんよう》（うろこ状の葉）に包まれた長さ五〜七センチの花序《かじょ》（花をつけた茎や枝）を出しますが、これをミョウガと称して、薬味や漬け物にしたりします。また、未熟な茎を茗荷竹《みょうがたけ》といって食すこともあります。

品種により若干の違いがありますが、露地栽培では夏〜晩夏に花序が出ますので、これを採取してそうめんの薬味などに使うと季節のものをたのしむことができます。ミョウガは現在、「茗荷」と書きます。しかし、その古名は芽香（メガ）であり、ミョウガはそれがなまったものと思われます。

一方、前出の『和漢三才図会』によれば、「和名は米加（めが）であり、茗荷と書くのは誤り」とあります。また、同書には、「生育には陰翳（かげり）の地がよい。……八月初め、苗を踏んで死なせると、根はよく繁茂《はんも》する」ともあります。

ミョウガを食べると物忘れをするといわれ、ひどいことに、このうわさから、愚《おろ》か者や阿《あ》呆《ほう》という意味で「茗荷」が使われることがあります。しかし、これは誤解です。この件について、種々ある説のなかで、茗荷の名前に由来したものもあります。

釈迦《しゃか》の弟子の一人に「周利槃特（梵語《ぼんご》のチューラパンタカの音写で、しゅりはんどく、またはすりばんどく、などとも読む）」という人がいましたが、この方がどうしても自分の名前を忘れてしまうので、お釈迦様は彼に名札をつけさせました。その名札のことを「名荷《みょうが》」といいました。しかし、その弟子はあまりにも忘れっぽくて、名札をつけたことすらも忘れてしまったとか。

この「名荷」と「茗荷」が同音であることからこのような俗信が生まれたとのことです。ミョウガを食べると物忘れするというのはまったくの迷信で、むしろ現在では、その香り成分には集中力を増す効果があるとさえいわれています。

ワサビの秘密

ワサビの辛味成分として、細胞中に配糖体《はいとうたい》（植物の成分として広く存在する、糖とさまざまな種類の非糖成分が結合した有機化合物）であるシニグリンが含まれています。シニグリンそのものは辛くなく、苦味を呈する化合物です。しかし、シニグリンは共存する酵素ミロシナーゼによって加水分解され、辛味を呈するアリルカラシ油が生じます。

ワサビは、根茎の茎に近いほうに辛味のもととなる成分が多くあります。また、ワサビはおろし方によって辛味に強弱があるといわれます。そのため、根茎の茎のほうに近いほうから細かいおろし金ですばやくおろすことが辛味を出すコツといわれます。このことで、できるだけ多くの細胞膜を破ろうとしているわけです。

また、ミロシナーゼはワサビの皮に近いほうにより多くふくまれているので、ワサビは外側のほうがより辛くなります。また、反対に内側には、成長に必要な糖が多く蓄《たくわ》えられています。そのため、ワサビの内側は食べると甘く感じます。

ワサビは、日本を代表する料理となった寿司や刺身には欠かせない辛味料で、おもにその根茎を使用しますが、ワサビ漬けでは葉や茎も使われます。ワサビ漬けは、その葉や茎、根茎を細かに刻《きざ》んで塩漬けとし、これに砂糖などを加えて練《ね》って酒粕《さけかす》に漬けてつくります。静岡の名産となっています。

ちなみに、ワサビには微生物の繁殖をおさえる効果のあることが知られ、ワサビを寿司や刺身に使用する理由のひとつでもあります。

ワサビをおろすためには、金属や陶器、またはサメの皮などを使ったおろし器を使います。細胞を細かく摩砕《まさい》できるサメの皮でつくられたおろし器がよいとされていますが、実際には細目の金おろし器も多く使われているようです。

家庭では、チューブ入りの練りワサビがおもに使われています。その主原料には、香りが少ないワサビダイコンを緑色に着色したものが使用されていることが多いのですが、本ワサビのはいったものもあります。それでも、その根茎は高価なため、根茎以外の根や茎の部分が使われることが多いのだそうです。

日本加工わさび協会においては、「本わさび使用」や「本わさび入り」を表示する場合、原料ワサビのうち、本ワサビの量が五〇パーセント以上のものは「本わさび使用」、五〇パーセント未満のものは「本わさび入り」と表示することにしているのだとか。練りワサビを購入されるときには、ぜひ表示を見てください。

ワサビは、わが国に自生するアブラナ科の多年草です。「山葵」とも書きますが、その葉の形が葵に似ているからです。平安時代の九一八年に深根輔仁《ふかねのすけひと》によりまとめられた『本草和名《ほんぞうわみょう》』には「山葵《やまあおい》」として出ており、その和名を「和佐比」としています。

ワサビについて記された最古の史料は、奈良県明日香村《あすかむら》の飛鳥京《あすかきょう》跡から出土した、六八五年に書かれたと思われる木簡《もっかん》であるといわれています。

ワサビはおそらく、江戸時代になってから栽培されるようになったと考えられます。徳川家康は、献じられたワサビの味を絶賛したとのことです。ワサビの葉が徳川家の家紋《かもん》の「葵」に似ていることから、ワサビは幕府の庇護《ひご》を受けることとなりました。一方で、門外不出のあつかいとなり、その栽培技術を他地区に広げることが禁じられました。

現在のわが国におけるワサビの主要な産地は、静岡県、長野県、東京都（奥多摩《おくたま》）、島根県、山梨県、岩手県などです。なかでも、匹見《ひきみ》ワサビ（島根県益田市）、安曇野《あずみの》ワサビ（長野県安曇野市）、有東木《うとうぎ》ワサビ（静岡市）は日本三大ワサビと呼ばれています。さらには、台湾南部やニュージーランド、中国雲南省などでも栽培されています。

ワサビの栽培方法は大きく二つに分けることができ、ワサビ田において渓流《けいりゅう》や湧水《ゆうすい》で育てる沢ワサビ（水ワサビ）と、畑で育てる畑ワサビ（陸ワサビ）とがあります。沢ワサビには、渓流式、地沢《ちさわ》式、畳石《たたみいし》式、そして、伏流水を利用しておこなう平地式の四つの方式があります。

このうち、渓流式は最も原始的な方法とされ、渓流に沿った傾斜地に石をうすく敷いて、石の間にワサビを植えつけるものです。

いずれの方法でも、水温が高くならぬように工夫されています。水ワサビの生育には豊富できれいな水温九〜一六度の水と、砂地などの透水性がよい土壌が必要で、強い日光を嫌います。肥料などは必要なく手間もほとんどいりませんが、とにかく大量のきれいな水のある場所に生育が限定されます。

畑ワサビは、ワサビを畑で栽培したもので、沢ワサビと比較して品質は落ちますが、温度と湿度管理ができれば、どこでも栽培することができます。ただ、小型のため、おもに葉や茎を加工して、ワサビ漬けとされます。

ワサビの栽培にあたって、とくにワサビ田のような工夫がされるのにはわけがあります。ワサビには他の植物の生長を抑制する成分がふくまれており、ワサビ自身の生長も阻害します。すなわち、自家中毒を起こすわけです。

そこで、分泌しているこの成分を洗い流しながら栽培すると、自家中毒を防ぎ、大きく育つというわけです。実際にワサビ田で育ったワサビの根茎は、野生のものと比較して、同じ期間をへたものでも驚くほど大きくなります。

カラシの刺激

カラシは、中央アジアが原産と見られるアブラナ科の一年草であるカラシナの、直径一〜二ミリの小球形の種子から調製されます。

カラシナは、原産地から古くシルクロードを通ってインドや中国に導入されたらしく、いろいろなかたちに分化し、野菜としては中国を中心にアジア南部で重要なものになっています。

わが国には弥生《やよい》時代に中国を経て渡来したと思われる古い野菜のひとつで、九二七年にまとめられた『延喜式《えんぎしき》』にも租税作物としての記載があります。そこで租税として納付するように定められていたのは、甲斐《かい》(山梨県)、上総《かずさ》(千葉県中央部)、下野《しもつけ》(栃木県)、信濃(長野県）の四つであったことから、すでに、この時代には、これらの地方の特産品であったのでしょう。

カラシは、古名を加良之と書き、種子を採るほか、春にとうが立ってきたころに茎葉やつぼみを漬け物や煮物にしました。いまでも、とくに種実用としてカラシナ、そして、茎葉用のものをタカナ（高菜）と呼ぶことがあります。

わが国でもよく知られるようになった中国四川省名産の搾菜《ザーサイ》は、カラシナの変種である大芯菜の、いちじるしく肥厚した茎の皮をはいで塩漬け、乾燥し、各種の香料や酒類で漬けたものです。

山形県の青菜《せいさい》漬けの材料となる野菜は、明治中期に中国四川省から導入されたものといわれ、大芯菜系の植物と思われます。

カラシは、形容詞である「辛し（からし）」の名詞形です。トウガラシを漢字で書くと「唐辛子」となることから、カラシを「辛子」と書きたいところですが、カラシのことを漢字では「芥子」と書きます。

この「芥子」という漢字は、また、麻薬であるモルヒネなどを産する「ケシ」のことも指します。なぜでしょう。それは、ケシもカラシもとても細かな種子をもっており、これらの種子が細かいので、塵芥の芥の字をつけて「芥子」と名づけ、一方ではこの漢字をカラシにあてたわけです。カラシを生薬として使うときには「芥子」と書いて「ガイシ」と発音します。一方、「芥子」は「カイシ」と読めますが、この「カイシ」が訛《なま》って「ケシ」となったといいます。

カラシは、おでんやトンカツ、納豆、シューマイ、からしれんこん、ホットドッグ、サンドイッチ、肉料理などに欠かせない辛味料となっています。

カラシのなかで、辛さが控えめで、あたかも食べる感覚のものをとくにマスタードと称して区別することがあります。カラシの原料としておもに使われるのは、「和がらし」と「洋がらし」の二種類です。前者の種子は小粒（径約一ミリの球形）で、色（黄色）がやや濃いのに対して、後者の種子は粒が大きく（径約二ミリの球形）、色は薄め（黄白色）です。そこでこちらのほうはシロガラシと称されることもあります。

近年はクロガラシと呼ばれる小粒（径約一ミリの球形）で濃い色（黒または褐色）をしているものも原材料として使われています。現在、各種カラシの原料の一大産地はカナダで、わが国でも原料のほとんどをカナダから輸入しています。

いわゆるカラシのなかでは、「和がらし」とことわっている製品はカラシを主原料にしてつくられたもので辛さが強めです。これに対して、単に「からし」とあるもの、あるいは「和風ねりがらし」や「本がらし」などとあるのは、「和がらし」と「洋がらし」をブレンドして使い、若干《じゃっかん》辛さは控えめで汎用性をもたせたものです。

一方、「マスタード」と表示されているもの、たとえば、「フレンチマスタード」や「つぶ入りマスタード」などとあるのは、「洋がらし」を主体として、ビネガーを加え、調味料で調整したものです。こちらは、辛さはあまりなく、マヨネーズ感覚でサンドイッチなどにたっぷりと使えるものです。辛さよりもカラシそのもののおいしさを味わうタイプです。

先に述べたように、カラシは生薬名を芥子《がいし》として、薬に使用することがあります。かつては日本薬局方に収載されていたこともありましたが、現在は収載されていません。医薬品としてのおもな用途は、すりつぶしてぬるま湯で溶いたものを湿布剤《しっぷざい》として、神経痛やリウマチに使われていました。こういうものを皮膚引赤刺激薬といいますが、貼りつける位置を頻《ひん》繁《ぱん》に変えないと、刺激でひどく赤く腫れあがったりしますから注意が必要です。

また、病気の平癒《へいゆ》の祈願などで護摩《ごま》焚《たき》の修法をする際に、カラシナの種子を火中に投じます。この修法を芥子《けし》焼《や》きともいっています。

またワサビと同様、カラシには微生物の繁殖をおさえる効果のあることが知られています。

「ホット」タイプと「シャープ」タイプ

甘味・塩味・酸味・苦味・旨味は基本五味といわれ、これらの味は、食品などにふくまれる化学物質が味覚を直接刺激することによって生じます。これに対して、トウガラシやワサビ、カラシなどによる辛味は、痛覚や温度感覚を刺激する化学物質によってひき起こされます。

ワサビとカラシはその原料となる植物は異なるものですが、じつは、その辛味をひき起こす主成分は共通で、いずれもアリルイソチオシアネート（アリルカラシ油）という化合物です。辛味とひとくちにいっても、トウガラシやコショウ、サンショウのように口のなかをカーッと熱く感じさせるものと、ワサビやカラシのように鼻の粘膜《ねんまく》をつんと刺激するものがあります。

前者を「ホット」、後者を「シャープ」と表現し、辛味スパイスは、その辛味成分が不揮発性か揮発性かによって、おおまかに「ホット」タイプか「シャープ」タイプかに分けられます。

ワサビやカラシ、タマネギ、ニンニクなどの「シャープ」タイプの辛さは、揮発性のために、口にふくんだ瞬間に鼻に抜ける辛味を感じる反面、すぐに辛味感を失ってしまうのが特徴です。

先に述べたように、カラシやクロガラシの辛味成分は、ワサビと同じくアリルカラシ油です。すなわち、カラシやクロガラシの種子を粉末としたものに水を加えて練りあげると、酵素ミロシナーゼの作用でシニグリンが加水分解し、アリルカラシ油が生じます。

ところで、カラシやクロガラシに対して、シロガラシ（洋がらし）のほうは、鼻につんとくる感じが弱いのですが、なぜでしょうか。それは、その辛味成分が異なるからです。すなわち、シロガラシにふくまれる辛味のもととなる成分はシナルビンといい、これが加水分解されると、比較的口当たりの柔らかい、そして揮発性の低い辛味成分であるベンジルカラシ油（パラハイドロキシベンジルイソチオシアネート）という化合物が生じるのです。

なお、加水分解により辛味成分を生成する酵素であるミロシナーゼは、四〇度の微温湯で最も酵素活性が高いことから、ワサビやカラシから辛味成分をよく生成させるには、水よりも微温湯が適しています。一方、熱湯に入れてしまうと、酵素は分解されてはたらかなくなります。

じつは、辛味成分が同じであることから、ワサビのかわりにカラシを生寿司に使っても、気がつきにくいといわれます。では、ワサビとカラシの違いはどこにあるかといいますと、「グリーンノート」と称される香りの成分がワサビにあるのに対し、カラシにはないという程度なのです。

しかも、このグリーンノートなるもの、ワサビをすって五分くらいでピークを迎えますが、その後減少してしまいます。すりおろして時間を経たものは風味を失っていますが、すってすぐのものも味に角があって、一般には使われないそうです。

納豆にはカラシを加えますが、私は以前からワサビを入れており、家族から奇異な目で見られていました。なぜかそのほうがおいしいと感じていたからですが、納豆にワサビという組みあわせも、何ら妙ではないわけです。みなさんもためしてみませんか。

また、ワサビを醤油に溶《と》くと、醤油の成分によって消臭されるために、風味が弱くなるといわれます。だから、刺身を食べるときにはワサビを醤油に溶かずに、刺身の上にワサビをちょっとのせ、そして醤油をちょっとつけて食べるのがいいとされます。私は、とくに食通というわけではありませんが、なぜか小学生のころから、教わることなしにそのようにして食べていました。

ところが、食通で知られる北大路魯山人は、「醤油にワサビを入れると醤油の味がよくなる」といっています。よって、最良の食べ方は、「ワサビを醤油に溶いたうえ、刺身の上にワサビをちょっとのせ、そして、このワサビ醤油をちょっとつけて食べること」となりましょうか。

人間の味覚には化学的なものだけではなく、見た目や経験などにも作用されますのでなかなか複雑です。たしかに微量含まれる化学成分に左右されることもあり、これを「風味」と称しているのですが、過去の体験から「あの緑色を見るとダメ」などということも起こり得るわけです。しかし、ワサビもカラシもその辛味の主成分が同じであるということは意識しておいてもいいことではないかと思います。

これらの辛味成分は、「動物たちに食べられないための生存作戦として植物がもつようになったと考えられる」などと書かれることがありますが、これは嘘《うそ》です。これらの植物がそういう策を講じることができるわけがありません。

正確には、たまたまこのような化合物をもつようになったことが、これらの植物が絶滅の危機から逃れるのに若干有利だったのではないかということです。

つねづね思うことですが、ヒトはじつにさまざまな世界中の植物を、生活のなかに取りいれてきたものです。これらの有用植物は、私たちの生活をとても潤《うるお》いのあるものにしてくれている重要な相棒といえましょう。

一方、私たちはいま、古くから使われてきた有用植物に科学のメスを入れ、たとえば辛味成分の化学構造を知るなど、その有用性の秘密をさらに詳細に知ることができるようになりました。このようにして、科学と化学の発展を謳歌《おうか》できる現代の私たちはまことに幸福といえましょう。

第4章

ヒト、毒との攻防をつづける

殺傷を目的とした科学をどうする？化学兵器と生物兵器

毒ガスはこうしてつくられた

化学兵器は、塩素ガスによってはじまります。この毒ガス開発には、一人の優《すぐ》れた物理学者であり、電気化学者であり、また愛国者でもあった、フリッツ・ハーバーの人生がかかわっています。

ハーバーは、ドイツ出身のユダヤ人で、「戦争を毒ガスによって、はやく終結できれば、無数の人命を救うことができる」と考えました。

ドイツ軍は、第一次世界大戦中の一九一五年に、ベルギーのイープルでフランス軍に対して、この塩素ガスを使用します。中毒者一万四〇〇〇人、死者五〇〇〇人といわれています。

一九一七年には、有機合成された毒ガスを使用します。イギリス軍は、その臭いから「マスタードガス」と呼び、フランス軍は、イープルにちなんで「イペリット」と呼びました。

イペリットの合成原料であるエチレンクロロヒドリンは、ブルージーンズなどの染色にもちいられる合成インジゴ製造過程で、大量につくりだされていたものです。マスタードガスは、油状の液体で糜爛剤《びらんざい》に分類されます。防毒マスクにもちいられるゴムに対しても浸透性があるやっかいなものでした。

ナチスドイツは、その後、神経ガスの開発に進んでいきます。現在知られている神経ガスには、サリン、ソマン、タブン、ＶＸなどがあります。

神経ガスの第一号のタブンは、ナチス政権下のドイツで、農薬の開発過程で生まれました。Ｇ・シュレーダーが、殺虫剤の開発過程で、この殺虫剤にヒトにも瞳孔《どうこう》縮小や呼吸困難などの重篤《じゅうとく》な毒作用を示すことを見いだしたのです。

ナチスは、このことを知り、シュレーダーはその後、毒ガスの研究に着手し、その結果生まれたのがサリンです。サリンとは、シュレーダーをはじめとする四人の開発者の名前の一部をつなげてつくられた名称です。

ついでソマンは、一九四四年にドイツで、ＶＸは一九五二年にイギリスで発見され、アメリカで開発されます。

これらの神経ガスの化学構造は、有機リン系農薬のパラチオンや、ＤＤＶＰ、マラチオン、家庭園芸でよく使われるオルトランの主成分の化学構造と似ています。

これらの毒ガス開発の初期にたずさわったハーバーは、「化学兵器の父」と呼ばれていますが、その人生は平坦ではありませんでした。私生活では、同じく研究者であった妻を自殺に追いやっています。彼女は、毒ガス兵器開発に夫がかかわることに反対していました。

一方、ハーバーは空気中の窒素《ちっそ》からアンモニアを合成する、ハーバー・ボッシュ法という空中窒素固定法の発見者となり、ノーベル賞を受賞していますが、ナチスが政権をとると、ユダヤ人であるがゆえに職を追われ、戦後は批判を受けます。

ハーバーには、また別の面もあり、日本が急速に自前で近代化を遂げたことに感銘を受け、日本に大きな可能性を感じていた彼は、一九二六年に日本とドイツの交流をはかる目的で設立されたベルリンの日本文化研究所の所長になります。そして一年後には、日本にその姉妹機関である日独文化協会が東京に発足します。日本側で、これらの文化交流に力を注いだのが、星一《ほしはじめ》です。

星は作家の星新一《しんいち》の父にあたりますが、星製薬所を設立して、日本で近代企業としてはじめてのモルヒネの製造をしています。その成功の収益を使って、科学者のパトロンともなり、ハーバーはじめ、野口英世《のぐちひでよ》にも支援をおくっていました。さらに、現在の星薬科大学も設立しました。

生か死か、毒と薬の境界

毒ガスであるイペリットは、その後、薬としての応用が検討されたことがあります。一九五三年、イタリアのアドリア海でイペリット一〇〇トンが流出しました。調査したところ、周辺の住民の白血球が減少していることがわかったのです。そこで、イペリットや、類縁の化学物質であるナイトロジェンマスタードは、白血病の治療に使えるのではないかと考えられたわけです。

毒から薬への転用です。科学はどう使うかによって、福音《ふくいん》にも脅威《きょうい》にもなり得ることがわかります。

ホロコーストに使われたチクロンBは、一九二三年にドイツのデゲッシュ社が商品化した殺虫剤で、発疹《はっしん》チフスを媒介《ばいかい》するシラミの駆除や、穀物の殺菌に使われていました。この商品は、青酸《せいさん》（シアン化水素）を安全に長期保管できるように、密封容器につめられ、開封すると即座に効果を発揮するようにつくられていました。ホロコーストに使われたチクロンBの空き缶は、アウシュビッツ・ビルケナウ博物館に展示されています。

青酸は、空気より軽く、化学兵器としては使いにくいものでした。ナチスは、それを強制収容所のガス室（密室）で、ユダヤ人の大量殺戮《さつりく》に転用したのです。

神経ガスから血液剤まで、化学兵器の正体

化学兵器には、神経ガス、糜爛剤、窒息剤、血液剤、無力化ガス、嘔吐《おうと》剤《ざい》、催涙《さいるい》ガスなどがあります。このうち神経ガスは、筋肉の正常なはたらきを阻《そ》害《がい》します。先に述べたサリン、ソマン、タブン、ＶＸなどです。一方、糜爛剤は皮膚のただれや肺《はい》水《すい》腫《しゅ》をひき起こします。マスタードガス、ルイサイトなどです。そして、窒息剤は、肺水腫をひき起こして、窒息死させます。ホスゲン、ジホスゲンなどです。また血液剤は、細胞呼吸を阻害して死亡させます。青酸やシアン化塩素（塩化シアン）などです。

無力化ガスは、一時的に生理的、精神的な影響をあたえて、組織的な行動をとることをできなくします。嘔吐剤は、激しい嘔吐、せきをひき起こします。催涙ガスは、涙、せき、くしゃみをひき起こします。

これらのうち速効性のあるものは、戦場で敵を殺《さっ》傷《しょう》するために使用され、遅効性のものは、敵の対応をおくらせて、その被害を拡大するために使われます。なお、催涙ガスなどの非致死性の毒性物質は、暴動の鎮《ちん》圧《あつ》などに使用されることもあります。

いわば、人を殺傷することを主目的に開発された化学物質が、化学兵器の正体ということになりましょう。科学も化学も、本来はヒトが生きのびるための知恵だったはずですが、戦

争やテロに使われることになった化学兵器は、その理想から大きくはずれてしまった鬼子《おにご》といわざるをえません。

一九九七年発効の化学兵器禁止条約では、開発、生産、保有をふくめた化学兵器の全面的禁止、そして厳密な検証制度をもりこんでいます。多国間条約であり、二〇一五年一〇月における締約国は一九二ヵ国となっています。

テロリストによる化学兵器事件は、もちろんその条約外にあり、日本ではオウム真理教によるサリンを使った事件がたてつづけに起きました。一九九四年の長野県松本市の事件では、死者八人、負傷者六六〇人を出し、一九九五年の地下鉄サリン事件では、死者一三人、負傷者六三〇〇人という大きな被害を出しています。

炭疽菌事件が証明した生物兵器の闇

生物兵器とは、細菌やウイルスの感染と、それがつくりだす毒素によって、人体にダメージをあたえる兵器です。炭疽菌《たんそきん》やボツリヌス菌などが使用されます。生物兵器は、核兵器や化学兵器のような高度な技術や、大規模なプラントがいらず、開発が容易です。また使用された場合、感染経路の究明（原因の特定）がむずかしいという特徴があります。

地球上をおおう交通機関の発達によって、移動が大きく激しい現代では、無差別殺戮を狙うテロリストが使用する生物兵器は、大きな脅威となっています。日本では、一九九三年にオウム真理教による、亀戸《かめいど》の炭疽菌事件がありました。このときの炭疽菌噴霧《ふんむ》は失敗に終わっています。

二〇〇一年にはアメリカで粉末状の炭疽菌を封筒に入れて郵送する、アメリカ炭疽菌事件が起きています。このときは、大手テレビ局、新聞社、上院議員が標的にされ、少なくとも二二人が感染症を発症し、五人が肺炭疽を発症して死亡しました。

この事件は、アメリカ陸軍感染症医学研究院職員の単独犯と考えられています。この事件によって、ある程度の条件さえあれば、個人でも細菌兵器が使えるという脅威があることを見せつけることになりました。

ワクチンや奏効する抗生物質などが開発されていない病原性の細菌やウイルスが、生物兵器として使用されたような場合、被害は恐ろしいものとなるでしょう。

たとえば、一九八〇年にWHOから天然痘撲滅《てんねんとうぼくめつ》宣言が出され、それ以後、その予防接種がおこなわれていません。よって、もし天然痘ウイルスが、日本を標的に生物兵器として使用されたら、非常に恐ろしい事態になることはまちがいありません。

麻薬は禁断の「魔薬」か？モルヒネと危険ドラッグ

ケシ坊主の変身

モルヒネが阿片（アヘン）から単離報告されたのは一八〇五年のことで、ドイツのフリードリヒ・ゼルチュルネルによります。しかしながら、その化学構造の全貌《ぜんぼう》が確定されたのは、それから約一五〇年後の一九五〇年代のことでした。

モルヒネは比較的複雑な化学構造を有していることもあり、この化合物は化学合成するよりも、モルヒネを大量に産生するケシを栽培し、ケシ坊主から得られるアヘンを精製して得たほうがはるかに経済的かつ合理的です。また、ケシ坊主由来のアヘンからはモルヒネのほか、コデインやテバイン、パパベリンなどの他の有用アルカロイドも得られます。

モルヒネが医療上、おもに鎮痛《ちんつう》・鎮静の目的でもちいられるのに対し、化学構造の似ているコデインは、おもに鎮咳《ちんがい》の目的でもちいられます。コデインは、モルヒネの二つの水酸基

（OH基）のうちのひとつがメトキシ基（OCH_3基）となっているアルカロイドで、麻薬に指定されています。

なお、コデインに賦形剤《ふけいざい》を加えて、コデインの濃度を一〇〇〇分の一〇以下としたものは、家庭麻薬と呼ばれ、麻薬の規制から除外され、一般に市販されている製剤にも配合されています。

賦形剤とは、製剤過程で加えられる有効成分の活性に影響のない物質で、コデインの場合には乳糖が賦形剤として加えられ、全体量を増して希釈《きしゃく》（うすめる）したのち、混和して均一の濃度とするわけです。

テバインも麻薬ですが、工業的に医薬品原料として応用されます。鎮痛・鎮静・鎮咳などの目的で使われているパビナールに配合されているオキシコドンは、テバインから化学変換されてつくられる薬物です。

作家の太宰治《だざいおさむ》は、入院がきっかけで、パビナールに耽溺《たんでき》していたということが知られています。さらにパパベリンは、その鎮痙《ちんけい》作用が胃炎などに応用されます。パパベリンは麻薬には指定されていません。

ケシから得られるモルヒネの水酸基部分二ヵ所がアセチル化されるとヘロインとなります。すなわち、ケシからヘロイン調製までの過程をまとめますと、以下に示すような経路となります。

ケシ（開花）↓ケシ坊主（未熟果実）↓アヘン採取↓モルヒネ↓ヘロイン

麻薬は、戦争との関係がじつに深いものです。南北戦争（一八六一～一八六五年）のときには、ちょうど一八五三年の注射器の発明直後であったこともあり、モルヒネの注射剤が頻《ひん》繁《ぱん》に使用され、兵士たちにモルヒネ中毒が蔓延《まんえん》しました。

そのため、モルヒネ中毒は別名を「兵隊病」とも呼ばれました。また、ベトナム戦争に際してはヘロインが蔓延しました。

薬にはなれなかったヘロイン

ヘロインは当初、ドイツのバイエル社により一八九八年に発売されました。これは、現在、たいへんに広く、また、多く使用されているアスピリンの発売とほぼ時を同じくします。解《げ》熱《ねつ》鎮痛薬のアスピリンに対して、ヘロインのほうは、強力な鎮咳作用を有する薬としてたいへんに期待された薬物でした。

アスピリンとヘロインは、それぞれ、サリチル酸およびモルヒネのアセチル化という、同じ化学的工程によって生成する化合物でした。ヘロインの名称は、ドイツ語の「英雄の、気《け》高《だか》い、壮大な」を語源としています。いかに期待された薬であったかがうかがわれます。

サリチル酸のアセチル化によって生成したアセチルサリチル酸は、アスピリンの名で知られます。サリチル酸はコールタールなどから得られるフェノールに二酸化炭素を化合させる（この合成法をコルベ・シュミット法といいます）ことによって、工業的に効率的に大量に生産されます。また、サリチル酸をアセチル化することも容易で、アスピリンの効果が確実なことから、アスピリンはきわめて大量にまた広く流通して大成功をおさめました。

一方、ヘロインのほうは、その後、重篤な依存症や禁断症状のあることがわかり、一九一〇年をもって販売が禁止されました。

現在でもヘロインの医療への応用法は見いだされず、いまのところヘロインの使用はいずれにせよ「濫用《らんよう》」ということになります。

わが国では、その流通量は微々《びび》たるものと思われますが、世界的に見ると、ヘロインは最も大量に出まわっている「依存性薬物」のひとつとなっています。

コカインは身体的依存性より精神的依存性

麻薬や関連物質として知られているものには、モルヒネやヘロインのほか、コカインやL

SD、覚せい剤、大麻《たいま》、メスカリン、マジックマッシュルームなどがあげられます。

これらを作用形態によって分けていけば、興奮作用を有するもの、抑制作用を有するもの、そして幻覚作用を有するものに分けることができます。モルヒネやヘロインはこのうち、抑制作用を有するものに分類されます。

麻薬には、よく依存性や耐性獲得性ということばが使用されます。

依存性には精神的依存性と身体的依存性とがあり、精神的依存性とはその薬物がほしくてたまらないという、がまんすることが困難な欲求のあらわれることです。一方、身体的依存性（または肉体的依存性）とは、その薬物が体内からなくなると、ふるえなどの禁断症状があらわれたりするものの、これらの症状に関しては薬物があたえられると正常に戻ることをいいます。さらに、耐性獲得性とは、だんだんとより多量の当該《とうがい》薬物があたえられないと、満足できなくなる性質をいいます。

コカインや覚せい剤は、精神的依存性が非常に強いものの、身体的依存性は見られず、またLSDは精神的依存性がなく、身体的依存性も弱いのに対して、モルヒネやヘロインは精神的のみならず肉体的依存性も非常に強いものです。

また前三者が、耐性獲得性がないか低いのに対して、モルヒネやコカインは耐性獲得性も非常に強いことが知られています。

モルヒネの実力⁉

モルヒネは、とくにそのアセチル化物であるヘロインが犯罪などとかかわりあうこともあって、とても困った薬物であるという一面のあることは確かです。しかしながら、モルヒネそのものはまた、神が人類にあたえてくれた最良の薬のひとつといえる一面ももっています。麻薬ということばには、本来そう悪い意味はありません。麻薬の「麻」は単なる「麻酔《ますい》」の麻なのです。すなわち、麻酔作用があって習慣性のある薬を麻薬と呼ぶようになっただけの話なのです。

麻薬と称されるようになった薬物も、べつに人間に悪さをしようとしてこの世の中にあらわれてきたわけではありません。それどころか、モルヒネのみごとな鎮痛・鎮静作用は、まさに神のあたえてくれた奇跡といってもよいものでしょう。

モルヒネを、がん治療における痛みを緩和《かんわ》する目的、すなわち、緩和療法に使用する事例がわが国でも徐々に多くなってきています。

モルヒネについて知られてきた精神的依存性や肉体的依存性、そして、耐性獲得性が問題になると思われるかもしれませんが、がんの疼痛《とうつう》を緩和する目的で使用した場合、これらはあまり問題にならないといわれます。

実際に、モルヒネをがんの疼痛緩和目的で経口《けいこう》製剤あるいは坐薬《ざやく》として投与した場合には、依存性の形成や耐性獲得性は弱いといわれています。

近年は、モルヒネの投与方法の技術が進んでいることも考慮に入れる必要があります。この投与方法の技術をDDS（ドラッグデリバリーシステム）といいますが、経口投与や注射法、点滴に加える方法、坐薬などの方法に加えて、薬物をふくむシールを皮膚面に貼りつけての投与（貼りつけ薬／経皮《けいひ》吸収型製剤）も可能となりました。

がんの疼痛のモルヒネによる緩和療法についての一般の方の理解も若干《じゃっかん》進み、かなり応用されるようになってきました。ただ、いまでも、患者さんやその家族への説明に際し、「麻薬」ということばがあたえる影響については、まだ抵抗感が払拭《ふっしょく》できていないところもあることは残念です。

モルヒネのがんにおける痛みに対する効果の重要性は、もっと強調すべきことであると思います。それは、がんに罹患《りかん》した方の多くが激痛に苦しむといい、この痛みを劇的に抑える効果のあるものがモルヒネであるからです。

日本の使用量はアメリカの四〇分の一以下

がん疾病《しっぺい》による激烈な痛みをとり、患者さんのクオリティーオブライフ（生活の質）の改善をはかることは重要なことであると思います。

　モルヒネの塩酸塩は、激しい疼痛をともなう各種がんにおける鎮痛に対して、一日量三〇〜六〇ミリグラムを三回に分割して坐薬として直腸内投与されることが多いようです。モルヒネの投与では多幸感（陶酔《とうすい》）も生じるので、患者さんは不安から解放され、鎮痛効果も助長されます。

　おもな副作用としては、末梢《まっしょう》では消化管に作用し、胃、腸管運動の抑制、胃液、胆汁《たんじゅう》、膵《すい》液《えき》分泌の減少、肛門《こうもん》括約筋《かつやくきん》の緊張を高めるため、強い便秘が起きます。また、重篤な呼吸抑制のある患者さんや、気《き》管支《かんし》喘息《ぜんそく》発作中、重篤な肝障害、慢性肺疾患、急性アルコール中毒、アヘンアルカロイドに過敏症のある患者さんには使えません。

　がんによる疼痛を緩和するためには、モルヒネの塩（たとえばモルヒネ硫酸塩）のような医療用の麻薬を、経口製剤あるいは坐薬・貼りつけ薬などとして定期的に使用すればいいのですが、麻薬についての依存性や、禁断症状をあまりにも恐れるためでしょうか、日本での医療用の麻薬の使用量は、先進六ヵ国（使用量の順番にアメリカ、ドイツ、カナダ、フランス、イギリス、日本）のなかでは、極端に少ない状況となっています。

　二〇一〇年当時、先進国のなかで、モルヒネを最も多く使用しているアメリカと比較すると四〇分の一以下にしかならないし、日本の次に少ない五番目のイギリスと比較しても五分の一以下という状況です。さらに、アメリカでは二〇〇〇年当時と比較すると、一〇年間でその使用量が四倍、ドイツやカナダでも三倍程度使用が増えているものの、モルヒネの代替《だいたい》薬《やく》の使用もありますが、日本ではほぼ横ばいの状態です

あるアンケート調査によれば、がん性疼痛患者さんのうち、痛みの治療を実際に受けている割合は全体の三分の一にとどまっているといいます。また、強い副作用発現などによってモルヒネが使用できない場合の代替薬の種類が、英国や米国、カナダなどと比較して少ないことも残念なところだと思います。

これらの事実は、せっかく効果的に痛みをとる方法があるのにその恩恵にあずかっていないという状況にあるということです。

東京大学医学部の中川恵一《なかがわけいいち》博士によれば、これは「先入観として麻薬を体内に入れてしまったら命が縮んでしまうと考えている人が多いからです」とのことです。さらに氏は「『中毒になる』、『効《き》かなくなる』、『意識がなくなる』、『最後の手段』と考えてしまうことも何となくわかりますが、それはすべて誤解です。痛みをとったほうが長生きするのです」（「學士會会報」第八八〇号、二〇一〇年）と述べておられます。

以上のことは、医療担当者にとっても患者さんにとっても、さらには患者さんの家族にとっても、麻薬は恐ろしいという先入観だけがあって積極的にもちいることができていないと

いうことを如実《にょじつ》に示しています。

このように、神からあたえられたともいうべき妙薬《みょうやく》のモルヒネ、使い方によってはおそらく人類最高の薬ともいえるモルヒネが、わが国では、麻薬としてのモルヒネへの誤解や、あるいは、病院における麻薬管理者としての薬剤師の職能がよく理解されていないということなどによっても、うまく使われていないということは悲劇であるといっても過言ではないと思います。

患者さんや、その家族をふくむ一般国民の誤解をとき、理解を進めるほか、ひとつの解決策として、薬の専門家である薬剤師の麻薬管理者としての活躍が十分に認知されれば、モルヒネが、より使いやすくなるであろうことは確実であろうと思われます。

危険ドラッグはどのくらい危険か

最近、話題になることが多い危険ドラッグが、牧歌的な民間薬的なものから出現した薬物であると誤解されがちで残念です。危険ドラッグと民間薬の出自《しゅつじ》はまったく異なるものですから、ここに危険ドラッグの出自を明らかにしておきたいと思います。

危険ドラッグは、二〇一四年七月以前には「脱法ハーブ」とか「合法ドラッグ」などという名称で呼ばれていたのですが、これらの名前は誤解をまねくこともあり、広く名前を公募して、「危険ドラッグ」と称されることになりました。

脱法ハーブなどという名前がついていると、あたかも、これまでに規制されていたものとは異なる植物由来の薬物が出てきたようなイメージが湧きますが、実態はまったく異なり、その有効成分は化学合成された化合物です。

そして、この化学合成された化合物を有機溶媒《ゆうきようばい》に溶解させたものを、適当な植物（いわばなんでもよい）を乾燥させたものにしみこませて、再度乾燥させたものです。危険ドラッグの作用の本体は植物ではなく、完全な化学合成品ということになります。

私たちの神経系は、私たちの体内に存在する化学物質の消長によって支配されています。支配している化合物には、たとえばアルカロイド類のアセチルコリンやアドレナリン、ノルアドレナリン、セロトニン、ドーパミン、ＧＡＢＡなどがあります。

これらの化学物質と似た化学構造を有する化学物質は、私たちの神経に、なんらかのはたらきをおよぼす可能性が高いわけです。向《こう》精神薬として応用されているものや、麻薬や覚せい剤などと称される化合物は、だいたいが、ここにあげた体内の神経伝達物質に似た、部分構造をもっています。

向精神薬や、麻薬や、覚せい剤に類似した化学構造を有する有機化合物は、無限に創造することができます。このような化学物質を服用したら、脳や神経系に何らかの作用をする可能性が高いわけです。

ただし、どのくらいの量で、どんな作用が出るのかの保証は、まったくありません。もし、その作用形態が何らかの役に立つようなものであれば、医薬品となる可能性もありましょう。しかし、そんなものはめったにあるものではありません。

脳や神経に働きかけはするけれども、そのあとはどうなろうとも「あとは野となれ山となれ」という考えでなければ、そのような薬物を供給することは考えられません。

危険ドラッグを服用したあと、前後不覚となり、よだれをたらしたりしている姿を、テレビで見た方も多いのではないでしょうか。こんなものを服用したら、誤解を恐れずにいえば、脳や神経系がこわれてしまいかねません。

覚せい剤や大麻でも、やめてから通常の生活に戻っているにもかかわらず、突然に何かのきっかけで、精神障害が起こるフラッシュバック（再燃現象）などと呼ばれる症状が出ることがあるといいます。

ましてや、そのものの本質がさらに不明である危険ドラッグの作用は、これまでに知られている薬物と、どういうふうに異なるのか、また、どの程度の強度で作用するのかは、まったくわかりません。内臓にどのような悪影響をおよぼすのか、発がん作用があるのか、胎児に催奇《さいき》形性《けいせい》（子どもに奇形を生じさせる性質）があるのかどうかも、まったくわかりません。

危険ドラッグを服用することが、どれだけ危険なことであるか、まったく不明であるということです。もしも危険ドラッグを服用してしまった人がいたら、何を服用したかは、サンプルを残しておけば、化合物の化学構造はかならずわかります。貴重な人体実験データとして今後ずっと、モニターしてもらうべきかもしれません。服用した本人への益はほぼないと思われますが、この化学構造をもったものを服用すると、このような症状があらわれるという、人類にとってまことに得がたいデータになることはまちがいありませんから。

目の前にある「青酸カリ」を服用してみませんか、といったら服用するでしょうか。青酸カリですら、この量までならまず大丈夫というような一線がありますし、いざとなったら解毒薬も知られています。それでもおそらく服用はためらうでしょう。

危険ドラッグの場合には、いったいどのくらい服用したらどう危険なのか、服用したらどんなことが起きるのかが、まったくわかりません。危険ドラッグを服用するということは、そのくらい恐ろしいことなのです。いわば、誰もやりたがるわけのない無謀《むぼう》な人体実験を自ら買って出ているようなものです。

危険ドラッグは、これだけ危険なものなのですが、そこでだしに使われたのが植物です。漢方薬の伝統なのでしょうか。私たちには、植物由来の薬にはなんとなく安心感をもっているようなところがあります。植物に化学合成薬品をしみこませてカモフラージュし、脱法ハーブなどというネーミングをしたわけです。かなり巧妙かつ非常に悪質です。

わが国は、先進国のなかで、ヘロインやコカインの蔓延《まんえん》は避けられてきた稀有《けう》な国のひとつです。これはとてもいいことだったと思います。現在、恐れなければならないのは、危険ドラッグが蔓延しそうなことです。

危険ドラッグの服用後に車を運転して、重大な事故を起こした事例も多く報道されて、警《けい》鐘《しょう》が鳴らされているにもかかわらず、その服用者は絶えない状態です。

わが国はいま、薬物の汚《お》染《せん》の新しい局面を迎えたといってもよいと思います。なんとしても危険ドラッグを、ここでいま完全に断たなければ、たいへんな事態におちいりかねないと危《き》惧《ぐ》します。

新しい物質はヒトをしあわせにしたか？耐性菌とダイオキシン

抗生物質との生存をかけた闘い

抗生物質の発見は、医薬品の歴史を決定的に変えました。イギリスの細菌学者アレクサンダー・フレミングによってアオカビ由来のペニシリンが発見され、その後、ハワード・フローリーとエルンスト・チェーンによってペニシリンが再発見され、さらに安定的に供給できる体制がつくられ、通常の肺炎や黄色ブドウ球菌による感染症は、人類の脅威ではなくなったのです。

つづいて、アメリカの生化学者セルマン・ワクスマンらによって発見された、放線菌由来のストレプトマイシンによって、結核が恐ろしい病気ではなくなりました。ストレプトマイシンの発見以来、新規抗生物質の起源は放線菌が主流となり、医薬品の歴史はさらに塗りかえられます。

ヒトの知性によって、ヒトと微生物とのかかわりは、深く複雑で、多岐《たき》にわたるようになりました。微生物は、われわれヒトよりずっと古い歴史をもっており、膨大《ぼうだい》な種類がこの地球上に生きてきました。病原菌となったりすることに加えて、薬としてもかかわるようになったのです。

感染症に悩まされてきた日本では、次つぎと登場する抗生物質に飛びつき、医療に使うようになります。セファロスポリン系抗生物質の開発に成功すると、抗生物質ブームがまきおこり、一九七〇年から一九八〇年代のなかばまでに、日本は抗生物質の生産高が世界で最も多い、抗生物質大国になります。

抗生物質の多用は、あらたな問題をひき起こしています。MRSA（メチシリン耐性黄色ブドウ球菌）やVRE（バンコマイシン耐性腸球菌）といった、抗生物質に対して抵抗性のある菌の出現が問題となっていることです。

MRSAは、院内感染で最も問題となっている耐性菌のひとつです。メチシリンという抗生物質は、ペニシリンGのような天然由来のペニシリン類の化学構造の一部に変化を加えて強力にした薬です。

しかしながら、MRSAは、この強力なメチシリンすら効果をもたない黄色ブドウ球菌です。また、VREは強力なバンコマイシンでも効果を示さない腸球菌です。黄色ブドウ球菌は、ヒトの常在菌のひとつです。この菌は多様に分化して、なかには、その毒素のために、トキシックショック症候群《しょうこうぐん》を起こすものもあります。血圧がいちじるしく低下して、血液の循環不全を起こし、死に至ることもあるのです。

腸球菌は、ヒトの腸の常在菌で、病原性が弱いものです。ただし、骨髄《こつずい》移植や臓器移植を受けていて、免疫《めんえき》抑制剤を投与されている場合や、抗がん剤を投与されている場合、感染症が起きることがあります。この菌には、アンピシリンやアミノ配糖体の併用が効果的です。それが効《き》かない場合、最後の切り札としてバンコマイシンが投与されます。そのため、バンコマイシンが効かないということは、重大なことを意味しています。バンコマイシンが効かない腸球菌は、一九八六年にフランスとイギリスで感染治療中の患者から発見されました。

長い歴史を生き抜いてきた病原性の細菌は、抗生物質の登場で、いわば生存をかけた闘いをせざるをえません。遺伝子が次つぎと変化したもののなかに抗生物質に対抗できるものがあらわれ、それに対応してきているわけで、ヒトの側が、これですべて万全という時は来ることがないと思われます。

インフルエンザウイルスとスペイン風邪の教訓

インフルエンザは、ウイルスによる病気です。毎年、インフルエンザの流行前にワクチンが用意されますが、ウイルスもまた遺伝子を変化させていきます。新型のインフルエンザに悩まされるのはそのためです。

過去にインフルエンザが最も猛威《もうい》をふるったのは、大正時代なかばの一九一八年から一九一九年にかけてのスペイン風邪《かぜ》でしょう。当時の世界の人口は、八億から一二億と推定されますが、六億人の感染者、四〇〇〇万人から五〇〇〇万人の死者を出しました。わが国でもスペイン風邪がはやり、二三〇〇万人が罹患《りかん》し、三九万人が死亡しました。当時のわが国の人口は、五五〇〇万人でした。

スペイン風邪の世界的大流行は、一九一八年三月にアメリカのシカゴではじめの流行が見られ、第一次世界大戦によるヨーロッパ進軍とともに、大西洋をわたって流行がひろがります。これが第一波でした。

第二波は、同年秋にほぼ世界中で起こり、病原性が高くなって死者が急増します。翌年の春から秋にかけて第三波が世界中を席巻《せっけん》し、日本ではこの第三波による被害が大きかったといわれます。

このアメリカ発のインフルエンザの流行が、なぜ「スペイン風邪」といわれるかというと、当時の大戦による情報検閲が事実を秘匿《ひとく》したことと、スペイン王室での流行が大きくとりあげられたためだということです。

インフルエンザウイルスは、もちろんヒトよりずっと古い歴史をもっていて、あなどることはできません。私がつねづね講義や講演会において「人類はインフルエンザウイルスの動向にはとくに注意が必要」といっているのは、そのためです。

かけがえのない物質の裏に隠れていた毒

合成有機化合物は、人類の生活を一変させてしまいました。先に述べたように、ヴェーラーが実験室で、無機化合物から有機化合物である尿素《にょうそ》を合成したのは、一八二八年でした。生物の介在なしに、有機化合物がつくれるとわかったときから、近代有機化学は急激な発展をしはじめ、第二次大戦後には、合成高分子化学が急速に展開します。

その結果、人類はナイロン、レーヨン、ポリエチレンテレフタレート（ＰＥＴ）、ポリ塩化ビニル（ＰＶＣ）、ポリエチレン、ポリスチレン、ポリプロピレンなど、かけがえのない素材を手にしたのです。

これらの素材は生活を便利にする一方で、これらの素材がゴミになったときに、その処理方法が問題となります。たとえば、耐久性が高いことから、雨樋《あまどい》や排水パイプに使われているポリ塩化ビニル（ＰＶＣ）は、低温で焼却すると毒性の高いダイオキシン類が生成されるのです。ポリ塩化ビニルは、ポリエチレン、ポリプロピレン、ポリスチレンとともに、わが国の四大汎用樹脂《はんようじゅし》のひとつといわれます。このように、合成有機化合物は、両刃《もろは》の剣《つるぎ》でもあるということができます。

ベトナム戦争時に、米軍による「枯れ葉作戦」で除草剤が散布されましたが、その製造過程で副産物として生じるダイオキシンが混入してしまいました。そして、ダイオキシンには強力な発がん性と催奇形性があったため、ベトナムの人びとや、帰還米兵に甚大《じんだい》な禍根《かこん》を残すことになりました。

一方、ポリ塩化ビフェニル（ＰＣＢ）は、酸やアルカリに強く、化学的に安定した性質をもっています。また微生物によっても分解されないという、生物学的にも優れた特徴があります。それを生かして、熱媒体《ねつばいたい》、電気絶縁体、印刷、感圧複写紙などに利用され、大量に生産されました。

しかしながら、この物質的安定性のため、環境への残留性が高く、環境中のＰＣＢは食物《しょくもつ》連鎖《れんさ》によって濃縮され、ヒトに摂取されると、全身の脂肪組織に蓄積します。人体への影響としては、ニキビのような発疹、倦怠感《けんたいかん》、肌の色の黒ずみ、月経異常、肝機能障害などをひき起こします。なお、ＰＣＢは混合物であり、そのなかにはとくに毒性の高いものもあります。

内分泌攪乱作用のある物質に囲まれて

ダイオキシン、ＰＣＢなどの化合物には、動物の内分泌《ないぶんぴつ》系に関する活性（内分泌攪乱《かくらん》作用）があります。それは、女性ホルモン様作用、男性ホルモン阻害作用、甲状腺ホルモン増強作用などです。内分泌攪乱化学物質は、ほかにもあり、ＤＤＴ、ビスフェノールＡ、ジエチルスチルベストロール、ある種のアルキルフェノール類、トリブチルスズのような有機金属化合物などです。

ヒトに害を加えるためにあつらえたものではないのに、結果として深刻な被害が生じることもあるのですから、新しいものの開発は、即、つねに諸手《もろて》をあげて喜ぶべきものではないのです。

新規有機化合物の数の増え方は猛烈なものがあって、先にもふれたように、二〇〇〇年には「ケミカルアブストラクツ」の登録は二〇〇〇万に達したのですが、現在も一週間に約三万の新たな化合物（化学合成および天然物双方をふくむ）が収録されるペースでふえつづけています。

このことからは利便性だけがふえているのではなく、危険性もまたふえているということができるでしょう。

地球に生成する毒はヒトを絶滅にみちびくか？
環境毒と未知の毒物

地球史のなかの一秒の出来事

地球の歴史は、四六億年といわれています。これはとんでもない長い時間です。たとえば、四六億年をマラソンの四二・一九五キロメートルにたとえますと、二〇〇〇年、キリストが誕生してから今日までの年限はたったの一・八センチメートルにしかなりません。

その地球の歴史のなかで生物（微生物）の痕跡《こんせき》のあるのは三二億年前からといわれます。また、被子植物、このなかで一番古いのはモクレンの仲間、すなわちコブシなどだといわれていますが、その出現は約一億年前といわれています。そして、恐竜が絶滅したのが六五〇〇万年前といわれています。ところが、人類があらわれたのは、古く見積もっても数百万年前です。

元旦に地球がはじまるようにして、四六億年を一年間に換算してみます。そうすると、人類の誕生はどのあたりかというと、なんと一二月三一日、大みそかの午後二時です。キリストが誕生したのが、午後一一時五九分四六秒。産業革命がはじまって、いろいろな近代科学が出はじめたのが、二〇〇年ぐらい前とすれば、一一時五九分五八秒。その年もあと二秒で終わりです。

明治維新、これも一〇〇年以上たちましたけれども、一一時五九分五九秒になります。私たちは、抗生物質といっているものに、たいへんに恩恵を受けておりますけれど、こういうものが、一般的に使われるようになったのは、この半世紀。だから一秒にもならないということです。

酸素の次は氷が毒

古生物学者、地質学者によって、古い時代の生命の歴史がしだいに明らかにされてきています。多くの種が、爆発的にあらわれたのがカンブリア紀ですが、それに先だつ古い時代が長く続きます。はじめに繁栄した生物は、極限環境微生物と呼ばれる生物でした。無酸素状態で生きる原核生物です。

二四億年前に遊離酸素（気体の酸素＝O_2）が出現します。これによって、酸素をきらう嫌《けん》気《き》性《せい》生物は打撃を受けます。酸素出現の原因は、酸素を放出するシアノバクテリアでした。

嫌気性生物にとっての酸素は、毒です。

しかしながら、今度は酸素を取りこむ、呼吸作用を獲得した生物が出現します。これが現在の動植物の祖先となるものです。

極端な気候変動がくりかえされます。スノーボール・アースと呼ばれる全球凍結、それが、先《せん》カンブリア時代に何度かおとずれたといわれています。これも生物に大きな打撃をあたえました。このときの氷は、毒といえましょう。

氷がとけた先カンブリア末期に、エディアカラ動物群が出現しますが、海水が無酸素化してこの動物群は絶滅します。このときの毒は無酸素の水ということになります。極限環境微生物がふたたび優勢になったのです。

カンブリア紀になると、酸素濃度が高くなります。ここで、「カンブリアの大爆発」が起こったのでした。いっきに多くの種が出現したのです。そのあとも、何度か酸素濃度が低下する危機があり、それを乗りこえる生物が生き残りました。

多くの生命の種が出現した「カンブリアの大爆発」以後、ビッグファイブと呼ばれる次の五つの絶滅期がありました。
・オルドビス紀末の絶滅期
・デボン紀後期の絶滅期

・ペルム紀末の大規模な絶滅期
・三畳紀《さんじょうき》末の絶滅期
・白亜紀《はくあき》末の破滅的な絶滅期
そして、それぞれの絶滅期のあとには、新しい生物の時代がはじまっています。

低温と酸性雨で絶滅ののち

四億四三〇〇万年前のオルドビス紀末に、極端な寒冷気候がきたと考えられ、南極を中心に氷期にはいります。カンブリア紀に栄えた多くの種が、ここで衰退します。氷がとけだすと、海の酸素濃度が低下して、無脊椎《むせきつい》動物の多くがここで絶滅します。このときの毒は、酸素濃度の低下です。

オルドビス紀の氷期から六〇〇〇万年後の、デボン紀後期に、海水の酸素不足が何度かくりかえされます。ここで、サンゴ、腕足《わんそく》動物（海生無脊椎動物）、無顎類《むがくるい》（ヤツメウナギは生息）の多くが絶滅しました。このときの毒も、酸素濃度の低下です。

二億五二〇〇万年前のペルム紀末に、陸上、海中の生物に大絶滅が起きます。この時代の陸とはパンゲア超大陸です。この時代に先立つ石炭紀、ペルム紀初期には、沼沢《しょうたく》植物が繁茂《はんも》し、両生類《りょうせいるい》、爬虫類《はちゅうるい》が種を多様化させていました。その九〇パーセントの種が、絶滅します。

原因は、シベリアの玄武岩《げんぶがん》火山の大爆発だといわれています。噴火は、硫黄《いおう》と二酸化炭素を大量に放出しました。このときの毒は、大気の有毒ガス、気温の低下、および大陸内部の砂漠化だといえます。

三畳紀末に小規模な絶滅期が見られますが、この原因はまだ解明されていません。わかっているのは、この絶滅が、恐竜《きょうりゅう》の時代を用意したということです。

さらに、白亜紀末に破滅的な絶滅期が来ます。これによって、一億三〇〇〇万年続いた恐竜の時代が終わります。原因は、ユカタン半島への巨大隕石《いんせき》の衝突だと考えられています。衝突の爆発で起きた塵埃《じんあい》が、太陽光をさえぎり、また、大量の酸性雨がふって植物が枯れて食物連鎖が絶たれました。海では、プランクトンの激減が起きて、アンモナイトが絶滅しました。多くの無脊椎動物が絶滅しましたが、このときの毒は低温と酸性雨であったと考えられます。

この絶滅によって、新しい生物の時代がはじまります。哺乳類《ほにゅうるい》、鳥類、被子植物、昆虫が栄え、現代につながっています。この間、何度も気候変動が起こり、氷床が地表を移動しましたが、生き物は、移動することで生きのびてきました。

一万年前に、最終氷期が終わりました。氷期には、氷によって海面が低下し、陸橋があらわれます。そしてヒトの祖先は、それを伝って全世界にひろがっていったのです。

毒はヒトの可能性？

ヒトは、やがては一〇〇億人になろうとしています。多くの問題をかかえながら、繁栄しつづけるヒトは、第六の大量絶滅の原因生物になる危険があるのでしょうか。そうなれば、このときの毒はヒトだということになりましょうか。

雑食性であり、また知恵という武器のある人類は、日々の経験からさまざまな毒を発見し、記録し、記憶をつないできました。毒のなかに薬を発見し、役に立てる一方で、毒のもつ破壊性を悪用してきました。

ヒトとは何か？　毒とは何か？　薬とは何か？　生きのびるとは何か？　これらのことを考えつづけることが必要と思います。

最近、四億四三〇〇万年前のオルドビス紀末に起きた大絶滅の原因は、海中で爆発的にふえた有毒金属ではなかったかという研究成果が発表されました。この絶滅は、史上二番目に大きな絶滅で、生物の八五パーセントが消えたといわれています。当時は、ほとんどの生物は海のなかに生きていました。

この説はフランスのリール大学の研究チームが発表したもので、高濃度の鉛《なまり》、砒素《ひそ》、鉄などが、繁栄していた微生物に重度の奇形を生じさせたという証拠を見つけました。研究チームは、リビア砂漠に掘った深さ二〇〇〇メートルの穴から採掘《さいくつ》した化石を分析し、予測の一〇〇倍の奇形と予測の一〇倍の重金属濃度を測定したといいます。

海洋生物の奇形は、太陽光、水素イオン濃度（pH）、塩分濃度の変化によっても起こり得ますが、この絶滅期におけるそれらの変化の証拠は見つかっていません。この研究は、海の有毒金属成分濃度に着眼したもので、高濃度の有毒金属が絶滅の原因と考えられると結論しています。

これらの有毒金属が海中にとけだしたのは、海中の酸素欠乏が引き金と考えられています。現在の地球上をながめると、酸欠海域が各地で拡大していて、その場所は、デッドゾーンと呼ばれています。ミシシッピー河口もそのひとつです。また温暖化の影響で、深海の酸素が減少しています。それによって広範囲の海域が、酸欠により、海洋生物が生息できない状況になっているともいわれています。

ミシシッピー川の河口部の酸欠は、都市部や農村から、窒素を多量にふくむ排水や、肥料が流れこんでいるのがその原因です。こういった地域では、今後さらに重金属濃度が高まる可能性があります。

このことが、過去に起こったような大絶滅にすぐにつながるとは考えられていませんが、温暖化とともに、ヒトが世界の海に流出させている物質が、思わぬ現象をひき起こす可能性も忘れてはなりません。

今日のヒトの繁栄は、安定した海と、ほんの薄い皮膜《ひまく》でしかない大気によって守られているといえましょう。しかし、もしかしたら、これは長い地球の歴史のなかでの一シーンにしかすぎないかもしれません。環境破壊が決定的に恐ろしいのは、この微妙かつ絶妙な安定を乱し、生物全体に大きな影響をあたえる可能性があるからです。

参考文献

石川元助『毒矢の文化』紀伊國屋新書（一九六三年）
石田行雄『不老不死と薬─薬を求めた人間の歴史』築地書館（一九九二年）
宇賀田為吉『タバコの歴史』岩波新書（一九七三年）
岡倉覚三『茶の本』岩波文庫（一九六一年）
岡崎寛蔵『くすりの歴史』講談社（一九七六年）
門崎允昭『アイヌの矢毒・トリカブト』北海道出版企画センター（二〇〇二年）
北大路魯山人『魯山人味道』中公文庫（一九九五年）
後藤實（山田光胤監修）『くらしの生薬』たにぐち書店（二〇〇五年）
酒井シズ編『薬と人間』スズケン（一九八二年）
柴田承二監修『図説正倉院薬物』中央公論新社（二〇〇〇年）
澁澤龍彦『毒薬の手帖』河出文庫（一九八四年）
清水籐太郎『日本藥學史』南山堂（一九四九年）
宗田一『日本の名薬』八坂書房（一九九三年）
高橋五郎訳『プルターク英雄伝　第一巻』国民文庫刊行会（一九一四年）
高山一彦編・訳『ジャンヌ・ダルク処刑裁判』現代思潮社（一九七一年）
竹内淳子『紅花』法政大学出版局（二〇〇四年）
竹内淳子『紫』法政大学出版局（二〇〇九年）
辰野高司『日本の薬学』紀伊國屋新書（一九六六年）

田所作太郎『毒と薬と人生』上毛新聞社（一九九八年）
鳥越泰義『正倉院薬物の世界』平凡社新書（二〇〇五年）
難波恒雄『漢方・生薬の謎を探る』日本放送出版協会（一九九八年）
野口玉雄『フグはなぜ毒をもつのか』日本放送出版協会（一九九六年）
ロバート・フォーチュン（三宅馨訳）『江戸と北京』廣川書店（一九六九年）
船山信次『ファルマシア　第二八巻』１１３１頁　日本薬学会（一九九二年）
船山信次『ファルマシア　第二九巻』１１４４頁　日本薬学会（一九九三年）
船山信次『アルカロイド―毒と薬の宝庫』共立出版（一九九八年）
船山信次『図解雑学　毒の科学』ナツメ社（二〇〇三年）
船山信次『毒と薬の科学―毒から見た薬・薬から見た毒』朝倉書店（二〇〇七年）
船山信次『毒と薬の世界史―ソクラテス、錬金術、ドーピング』中公新書（二〇〇八年）
船山信次『アミノ酸』東京電機大学出版局（二〇〇九年）
船山信次『〈麻薬〉のすべて』講談社現代新書（二〇一一年）
船山信次『毒―青酸カリからギンナンまで』PHPサイエンス・ワールド新書（二〇一二年）
船山信次『毒草・薬草事典』SBサイエンス・アイ新書（二〇一二年）
船山信次『カラー図解　毒の科学』ナツメ社（二〇一三年）
船山信次『毒があるのになぜ食べられるのか』PHP新書（二〇一五年）
船山信次『民間薬の科学』SBサイエンス・アイ新書（二〇一五年）
プラトン（池田美恵訳）『パイドン』中央公論新社『世界の名著6　プラトンI』所収（一九七八年）
真壁仁『紅と藍』平凡社（一九七九年）
槇佐知子『食べものは医薬』筑摩書房（一九九二年）

松尾聰、永井和子校注・訳『枕草子』小学館（一九七四年）
松木明知『華岡青洲と麻沸散』真興交易医書出版部（二〇〇八年）
松田壽男『古代の朱』ちくま学芸文庫（二〇〇五年）
宮田親平『毒ガス開発の父ハーバー』朝日新聞社（二〇〇七年）
山崎幹夫『毒薬の誕生』角川書店（一九九五年）
山崎幹夫『歴史を変えた毒』角川書店（二〇〇〇年）
山本紀夫『トウガラシの世界史』中公新書（二〇一六年）
湯浅浩史『植物と行事』朝日新聞社（一九九三年）
湯浅浩史『植物ごよみ』朝日新聞社（二〇〇四年）
吉岡信『江戸の生薬屋』青蛙房（一九九四年）
M. J. Balick, P. A. Cox "Plants, People, and Culture" Scientific American Library, New York (USA, 1996)
S. Funayama, G. A. Cordell "Alkaloids" Academic Press London (UK, 2014)
R. E. Schultes, A. Hofmann "Plants of the Gods" McGraw-Hill Book Company, New York (USA, 1979)
李時珍『本草綱目』商務印書館・香港（一九三〇年）

あとがき

毒や薬はヒトと遭遇しない限り毒や薬にはなりません。それでは、人類はいったい、いつ毒や薬と遭遇したのでしょうか。それは太古のことでありましょう。もしかしたら、人類が人類たる所以《ゆえん》には道具や火を使うという特徴のほか、おそらく、毒や薬を使うのも人類が人類たる所以なのかもしれません。ならば、毒や薬は人類の歴史と不可分の存在といってもよろしいと思います。

一方、毒と薬とを分けることはできません。このように申しあげますと、不思議に思われるかもしれません。でも、あるものが生物活性物質として何か私たちの身体に影響をあたえる場合、私たちによい結果をもたらしたときにそのものを薬、そして、逆に悪い結果をもたらしたときに毒といっているに過ぎないのです。まったく同じものでも、場合により毒になったり薬になったりするわけです。だから、法律的には別として、あるものに、毒や薬といった符牒《ふちょう》がついているわけではありません。このことを私は「薬毒同源」といっています。

また、毒といわれるものを毒の側からだけ、あるいは薬といわれるものを薬の側からだけ見ているときには見えてこないものが、毒を薬の側から、そして、薬を毒の側から見ると見えてくることがあります。この本では、このように「毒から見た薬・薬から見た毒」といった見方で毒や薬をながめてみたいと思いました。

さらに、薬を創製しようとしている方は「いま私は薬を創製している」とお考えかもしれませんが、これは正しくありません。ある「もの」の生物活性領域の性質のうち、私たちが、その結果「薬である」と評価できる作用を見いだし、利用させていただこうとしているだけです。

一般に、あるものの生物活性としては、私たちに都合のいいことよりも都合の悪いことがひき起こされることが多いものです。よって、あるものを薬として利用するときには、そのものの薬としての側面だけではなく、毒としての側面もつねに見ていかなければなりません。

これらの考え方は、薬を見いだそうというときばかりに必要なのではなく、いま、すでに薬として応用しているものについても同じ態度で接することが必要です。そして、このことは薬剤師が果たすべき重要な役割のひとつであり、薬剤師の養成にあたる唯一の機関である大学薬学部の大きな教育・研究の使命のひとつでもあるといえます。すなわち、薬学の使命としては、薬の「創製」「生産」「管理」の三つがあげられますが、これらのうち、薬の「創製」や「生産」はとくに薬学でなくともできましょう。しかし、私は、薬の望ましくない作用にも注意をはらう「管理」については薬学・薬剤師にしかできない最大の使命であると考えています。

この本の執筆にあたっては、さくら舎編集部の猪俣久子さんに終始お世話になりました。謹んでお礼申しあげます。また、この本の原稿の一部（とくに第3章）には、私がかねてから「日本薬用植物友の会」（本部：東北大学大学院薬学研究科附属薬用植物園）の会報に連載中の「新・薬草木よもやま話」のいくつかの記事に加筆したものを収載させていただきました。この加筆原稿掲載のご許可をたまわりました日本薬用植物友の会現会長の我妻邦雄先生に厚くお礼申しあげます。さらに、いつも私の執筆活動を静かに見守ってくれている家族、そして、執筆の機会を提供してくださっている日本薬科大学に深謝いたします。

船山信次《ふなやましんじ》

著者略歴

一九五一年、仙台市に生まれる。東北大学薬学部を卒業、同大学大学院薬学研究科博士課程を修了。薬剤師・薬学博士。天然物化学専攻。イリノイ大学薬学部博士研究員、北里研究所微生物薬品化学部第二室室長補佐、東北大学薬学部専任講師、青森大学工学部教授等を経て、日本薬科大学教授。

著書には『毒と薬の世界史』（中公新書）、『〈麻薬〉のすべて』（講談社現代新書）、『カラー図解　毒の科学』（ナツメ社）、『毒草・薬草事典』『民間薬の科学』（以上、SBサイエンス・アイ新書）などがある。

毒《どく》！　生《せい》と死《し》を惑乱《わくらん》
――「薬毒同源《やくどくどうげん》」の人類史《じんるいし》

二〇一六年八月七日　第一刷発行

著者　船山信次《ふなやましんじ》
発行者　古屋信吾
発行所　株式会社さくら舎　http://www.sakurasha.com
東京都千代田区富士見一-二-一一　〒一〇二-〇〇七一
電話　営業　〇三-五二一一-六五三三　FAX　〇三-五二一一-六四八一
編集　〇三-五二一一-六四八〇
振替　〇〇一九〇-八-四〇二〇六〇

装丁　石間　淳
装画　Artothek/アフロ（パウル・クレー）
印刷・製本　中央精版印刷株式会社

ISBN978-4-86581-063-9